国家心血管病中心**陈伟伟教授**力作

高血压

早知早治 200问

陈伟伟 ———— 编著
中国医学科学院阜外医院主任医师

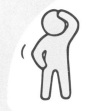

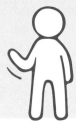

中国轻工业出版社

图书在版编目（CIP）数据

高血压早知早治 200 问 / 陈伟伟编著 . —北京：中
国轻工业出版社，2023.7
ISBN 978-7-5184-4306-2

I.①高… II.①陈… III.①高血压—防治—问题解
答 IV.①R544.1-44

中国国家版本馆 CIP 数据核字（2023）第 066107 号

责任编辑：付 佳
策划编辑：付 佳 责任终审：张乃东 封面设计：杨 丹
版式设计：悦然生活 责任校对：晋 洁 责任监印：张 可

出版发行：中国轻工业出版社（北京东长安街 6 号，邮编：100740）
印 刷：艺堂印刷（天津）有限公司
经 销：各地新华书店
版 次：2023 年 7 月第 1 版第 1 次印刷
开 本：710×1000 1/16 印张：13
字 数：200 千字
书 号：ISBN 978-7-5184-4306-2 定价：49.80 元
邮购电话：010-65241695
发行电话：010-85119835 传真：85113293
网 址：http://www.chlip.com.cn
Email：club@chlip.com.cn
如发现图书残缺请与我社邮购联系调换
221300S2X101ZBW

高血压是最常见的心血管疾病，也是全球流行病之一。目前，中国居民的高血压患病率持续上升，已有约 2.7 亿高血压患者，而且患者有年轻化趋势。

高血压意味着心血管超负荷运转，导致动脉硬化和心、脑、肾等重要器官损伤，可引发冠心病、脑卒中、肾衰竭等，是导致国民残疾和死亡的最常见疾病之一。

国家心血管病中心、中国医学科学院阜外医院的陈伟伟教授在多年的临床工作中，接诊了许许多多的高血压患者，他们有各种各样的疑惑和不解。陈教授发现，许多患者对血压控制的知识知之甚少，高血压健康科普工作势在必行。

"我爸有高血压，我一定会得吗？""血压总是忽高忽低，怎么办？""气候变化对血压有影响吗？""血压正常，就可以停药了吗？""看病当天，要不要停服降压药？"……相信许多高血压患者都存在类似疑问，但是在门诊过程中，医生不一定有时间和精力为你一一解答。

本书甄选出高血压患者高度关注的 200 个问题，采用问答形式进行解读，对高血压的预防、监测、诊疗、饮食、运动、用药、并发症调理等进行了详细介绍，且针对性强，方便广大读者轻松掌握高血压防治的实用知识和要点。

衷心希望书中的知识能给读者朋友带来启示，让高血压患者能过上高品质的健康生活！

目录
CONTENTS

第一章　**认知篇**
高血压为什么找上我

第二章 监测篇

血压总是忽高忽低，怎么办

第三章 **饮食篇**

不忍饥、不挨饿，稳控血压怎么吃

第四章 **运动篇**

控血压不反弹，哪些运动最有效

第五章 生活篇

哪些生活细节有助血压不飙升

第六章　用药篇

用药考虑安全、有效、可及

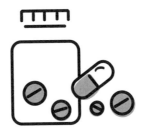

第七章 对症调理篇
预防高血压相关疾病，防止意外发生

认知篇

高血压为什么找上我

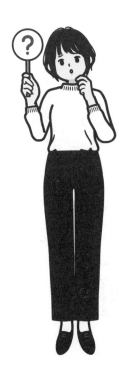

一图读懂本章要点

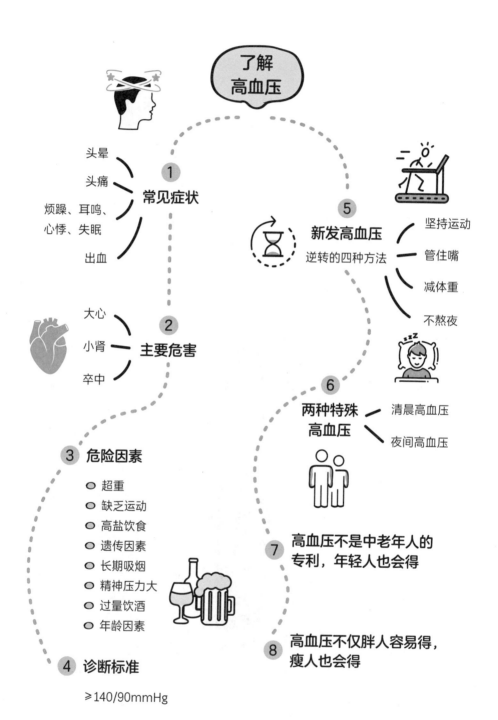

了解
高血压

1 常见症状
头晕
头痛
烦躁、耳鸣、
心悸、失眠
出血

2 主要危害
大心
小肾
卒中

3 危险因素
- 超重
- 缺乏运动
- 高盐饮食
- 遗传因素
- 长期吸烟
- 精神压力大
- 过量饮酒
- 年龄因素

4 诊断标准
≥140/90mmHg

5 新发高血压
逆转的四种方法
坚持运动
管住嘴
减体重
不熬夜

6 两种特殊
高血压
清晨高血压
夜间高血压

7 高血压不是中老年人的
专利，年轻人也会得

8 高血压不仅胖人容易得，
瘦人也会得

001 为什么我刚刚 30 岁，就得了高血压？

扫一扫，听音频

在许多人的观念里，高血压是专属于老年人的疾病，年轻人不会得。实际上，由于很多年轻人生活方式不够健康，高血压患病趋势也在年轻化。

2019 年，国家心血管病中心发布了《中国心血管病报告 2018》。该报告显示：15 岁以上居民高血压患病率呈上升趋势，18 岁以上居民血压正常高值（高血压前期）检出率为 39.1%。

越来越多的年轻人被高血压盯上，主要原因有：不良饮食习惯、吸烟和过量饮酒、缺乏运动、超重或肥胖、身心压力过大。

现在不少年轻人饮食不规律，吃得多、吃得好，久坐不动以致身体肥胖，使高血压提前发病。这时候就要改变不健康的生活方式、合理膳食、控制体重，特别是新发高血压，多数可以实现逆转，将血压调控在正常范围。如果不改变不良的生活方式，新发高血压就可能进展为持续性高血压，有可能需要终身服药以控制血压。所以为了自己的健康，请务必戒烟、限酒、合理膳食、保持健康体重。

也有些年轻人是因为焦虑、压力大导致的血压升高。这就需要坦然地面对各种压力，学会调适工作和生活压力，别让自己身心俱疲，诱发高血压。

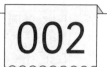

不到 30 岁，
单纯低压高，
是不是高血压？

扫一扫，听音频

不管是高压（收缩压）还是低压（舒张压），任何一项血压值高于正常，都是高血压。

在众多高血压患者中，有一部分人仅仅低压高，许多人觉得这种情况不属于高血压，其实不然。

如果按照高压、低压划分，高血压可分为三种：单纯高压高于140mmHg；单纯低压高于 90mmHg；二者都存在。

为什么低压会升高呢？血压形成包括几个要素：大血管弹性、心脏收缩力、外周血管阻力。心脏收缩时形成高压，大动脉回缩时形成低压，而影响低压形成的重要因素是外周血管阻力。久坐不动、体重过高，外周血管阻力增加；熬夜、工作生活压力大、情绪波动大，身体得不到有效休息，外周血管经常发生紧张性收缩性改变，导致血管阻力增加而引发低压升高。

单纯低压高，多发于年轻的高血压患者。低压升高的患者常为肥胖者，多伴有血脂、血糖等异常。

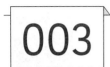

003 出现哪些表现，可能是得了高血压？

扫一扫，听音频

高血压的常见症状有以下几种。

头晕

头晕为高血压最多见的症状，有些是一过性的，有些是持续性的。患者头部会产生沉闷感，严重时会影响工作学习。若出现头晕，要想到是不是高血压，应及时测血压。

头痛

头痛也是高血压的常见症状，多为持续性钝痛或搏动性胀痛，甚至是炸裂样剧痛或太阳穴及后脑跳痛，所以头痛时也建议测量血压。

烦躁、耳鸣、心悸、失眠

血压升高后，一些人常出现烦躁、耳鸣、心悸、失眠等症状。失眠多表现为入睡困难或早醒、睡眠不实。有这些症状，建议测量血压。

出血

高血压可致动脉硬化，使血管弹性减小、脆性增强，进而使血管易破裂出血。故此，高血压患者可以首发鼻出血、结膜出血、眼底出血甚至脑出血等。据统计，鼻出血患者中大约80%患高血压。所以，出血尤其经常鼻出血时建议测量血压。

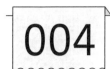 **为什么胖人更容易被高血压盯上？**

扫一扫，听音频

肥胖者容易患高血压的原因主要有以下 3 方面。

外周血管阻力增加

肥胖者的外周血管阻力增加，外周血管弹性下降，这是造成肥胖者易患高血压的重要原因。

高胰岛素血症

肥胖者常多食，血液中的胰岛素水平常高于正常人的，机体代谢异常。这种多食和高胰岛素血症会刺激交感神经，使血管收缩，从而增大外周血管阻力，造成血压升高。高胰岛素血症引起肾脏对钠的重吸收增多，增加血容量，也可使血压升高。

代谢综合征

与体重正常的高血压患者相比，肥胖高血压患者容易合并脂质代谢异常和糖尿病，加上肥胖者的体力活动相对较少，所以动脉硬化的发生率大大提高，变硬的血管弹性差，导致血压升高。

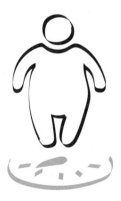

肥胖容易引起高血压，为了远离高血压，应有规律地运动，适当节食减重，保持健康体重

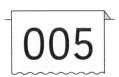

005 瘦人为啥也会得高血压？

扫一扫，听音频

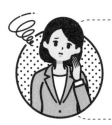

"大夫，高血压不是吃得太好、太胖才会得吗？我这么瘦怎么也会得高血压呢？"

体重超标只是引发高血压的一个原因，不要误以为只有超重或肥胖的人才会得高血压，身材苗条的人同样要预防高血压的发生。

引发高血压的因素除了体重外，还有高盐饮食、过量饮酒、年龄、生活习惯、工作压力、性格、遗传等。

现代人生活节奏快，不少人年纪轻轻就承受了很多生活和工作中的压力，加之饮食不规律、口味重、睡眠不足、经常熬夜，这些人尽管偏瘦，同样易患高血压。临床发现，患高血压的瘦人比胖人更容易出现与高血压相关的冠心病和脑卒中。

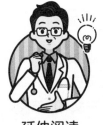

延伸阅读

瘦人若得高血压，平均血压值常会比胖人的更高

有个词是"心宽体胖"，在性情、心理素质方面，瘦人往往更倾向于急躁、易激动。而人在情绪激动时，血压也会升高，血压波动幅度大，从而加重心脑血管损伤。

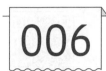

我爸有高血压，我一定会得吗？

不一定。但患高血压的概率会增加。

高血压的发生确实与遗传有一定关系。调查发现，高血压患者的子女患高血压的概率明显高于父母血压正常者。然而，高血压是多因素共同作用的结果。父母等直系亲属患有高血压，也只是存在高血压的易患因素，是否会患高血压，主要决定因素还是自己的生活方式。

我国 20 世纪 60 年代，居民高血压的患病率只有 3%～5%，短短半个世纪，居民高血压的患病率几乎增加了 10 倍，究其原因，不是遗传因素导致的，而是不健康的生活方式导致的。

父母患有高血压，子女不一定会得高血压，每个人都应养成并坚持健康的生活方式。有高血压遗传背景的人更要做好血压监测；无高血压的人，至少每年测量一次血压。

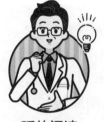

延伸阅读

世界卫生组织关于遗传性高血压的调查

世界卫生组织调查发现，父母均有高血压，子女高血压发生率为 45%；父母仅一人有高血压，子女高血压发生率为 28%；父母均无高血压，子女高血压发生率仅为 3%。

007 高血压与更年期有关系吗?

更年期女性容易发生高血压。

女性临近更年期,随着卵巢功能衰退,体内激素水平发生变化,容易出现植物神经(即自主神经)功能紊乱等生理或是病理性改变,出现心率加快、情绪容易波动、外周血管易收缩等,血压容易上升,因此更年期女性容易得高血压。研究还发现,绝经后女性对于盐敏感性较年轻女性明显增加,容易发生高血压。女性更年期高血压的临床表现常有血压波动大,伴有头晕耳鸣、失眠健忘、烦躁易怒、腰膝酸软等肾虚症状。因此,更年期女性一定要勤测血压,以便早发现、早诊断、早治疗。

008 高血压与高钠饮食有关吗?

有关。

每天摄入适量钠盐是维持正常人体生命活动必需的,但过量摄入钠盐(超过 5 克)会导致不良生理反应,其中最主要的就是升高血压。我国居民的膳食特点是高钠低钾,而钾能促钠排出。严格控制钠盐摄入可有效降低血压,有研究发现,每日摄入钠盐从 9 克降至 5 克,可使脑卒中发病率下降 22%,冠心病发病率下降 16%。

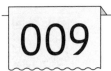

009 气候变化对血压有影响吗？

血压与气候变化有关。

血管有热胀冷缩的物理学特性。人的生存必须适应环境变化，当气候变冷时，血管收缩，以减少体温的丢失；反之，气温变高，血管舒张，更多的血液流向体表，有利散热。这是一种生理性保护机制，但存在个体差异，部分人对气温变化特别敏感，因此容易出现血压波动。

另外，人体还通过神经、体液等来调节血压变化，天气寒冷则肾上腺素分泌增加，心率加快，心排出量增加，血管阻力升高，引起动脉血压升高。这也是冬季心脑血管疾病高发的主要机制，所以高血压患者在秋冬季节要注意保暖，以降低心脑血管事件的发生。

一般来说，平均血压在寒冷的冬季比炎热的夏季高 12/6mmHg 左右，气温每降低 1℃，收缩压升高 1.3mmHg，舒张压升高 0.6mmHg。但这种现象存在明显的地区及个体差异性，并不是每一个高血压患者都会对气温变化如此敏感。所以，高血压患者冬天更要注意自己的血压情况，在冬季或是到寒冷地区工作或旅游时，要适当调整用药剂量。

010 长期血压控制不理想，对健康有哪些危害？

扫一扫，听音频

研究表明，因高血压致残或致死的人都有一个共性：不了解高血压的危害，没有引起足够重视。

在许多人眼里，高血压就像一只野猫，吓唬一下就跑掉了。但是高血压不是野猫而是猛虎。

高血压对人体健康的伤害主要表现在对脑、心、肾等重要器官造成的损害。具体来说，高血压的危害可概括为：大心、小肾和卒中（脑卒中）。

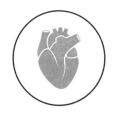

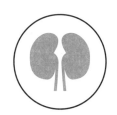

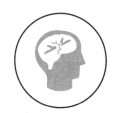

大心

指长期高血压会导致患者心肌肥厚，继而发展为心腔扩大和心力衰竭。

小肾

指肾小动脉硬化，可致肾萎缩、肾衰竭和尿毒症。

卒中

包括脑出血和脑梗死。

心肌梗死、脑卒中、尿毒症就是高血压携带的三颗"炸弹"，一旦被这三颗"炸弹"击中，就有可能致命。而积极控制血压对于拆除这三颗"炸弹"尤为重要。

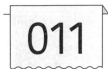

011 体检结果显示 "血压正常高值"，是什么意思？

扫一扫，听音频

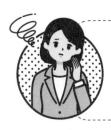

"单位年度体检时，报告单上写的是'血压正常高值'。这是什么意思，对健康有影响吗？"

血压正常高值又称高血压前期、临界高血压，是介于正常血压和高血压之间的状态。

高血压患者从血压正常到高血压的演变过程中会经历血压正常高值。如果没引起注意、没做好防控，就会逐渐发展成为高血压。

一般未使用降压药，2次或2次以上不同时间测得的收缩压在120~139mmHg和（或）舒张压在80~89mmHg，即可确诊为血压正常高值。

血压正常高值属于过渡阶段，处于该阶段的人应密切关注血压变化，并积极寻找血压升高的原因，如情绪紧张、劳累、吸烟等。

血压正常高值同样会造成动脉和重要脏器的损伤。研究显示，只要收缩压超过110mmHg即可造成动脉的损伤和心脑血管疾病风险的增加，所以血压正常高值同样应给予重视。

血压正常高值状态必须采取有效干预措施，这个阶段的干预效果好，可能只需要采取非药物干预手段，如改善生活方式（锻炼、限盐、减重等）和保持心情愉快，就能产生良好效果。因此，发现血压正常高值意义重大，采取健康生活方式干预可以有效逆转血压升高状态，并可能因此避免高血压的发生、发展。

012 清晨高血压提示什么问题？危害大吗？

扫一扫，听音频

清晨多发心脑血管意外，而清晨高血压是重要原因之一。了解清晨高血压的危害，及时控制清晨高血压，可以有效减少心脑血管意外的发生。

人昼夜 24 小时血压是波动变化的。但无论怎么变化，都应该在正常范围内。高血压患者要注意全天不同时段的血压监测。特别是一些长期清晨服用高血压药物者，如果仅仅监测上午或是下午的血压，可能就会出现遗漏清晨血压异常升高的情况。为此，《2019 中国家庭血压监测指南》特别提出要严密监测早晨清醒后 1 小时内的血压，目的就是要大家关注清晨高血压问题。

正常情况下，觉醒时的收缩压和舒张压会比睡眠时的增加10%~20%，也就是说，早晨清醒后会出现血压上升。但有部分人在这个时间段出现血压过快和过大幅度的上升，一般规定是起床后 2 小时内收缩压的平均值减去夜间睡眠期间血压最低值（包括最低值在内 1 小时的血压平均值），若结果≥35mmHg，则可诊断为"清晨高血压"。很多人都忽视了清晨的血压变化，使自己长期处于清晨高血压状态。

清晨高血压患者，由于短时间内的血压急剧升高，会对心脏、大脑、肾脏和血管等造成严重危害。由于清晨高血压同样会出现动脉和重要脏器的损伤，自己又不知情，因此，清晨高血压危害通常特别严重。

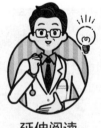

延伸阅读

高血压患者早晨起床后不宜马上吃早餐

一般情况下，很多人早晨刚刚醒来的时候都会感觉整个身体很困乏，还没有进入正常状态。其实，你的胃也一样，经过一整夜的休息，胃也没有完全恢复功能，在进食前需要给胃一段时间来让其做好进餐的准备。如果起床后就马上进食，会给胃造成较大负担，促使血压上升，诱发清晨高血压。

013 发现清晨高血压
怎么办？可以控制吗？

扫一扫，听音频

清晨高血压只能通过动态血压监测才能检出，因此建议高血压患者，特别是老年高血压患者，以及一些所谓血压控制良好，但与高血压密切相关的靶器官损伤持续加重者，早晨清醒2小时血压异常升高者，应做动态血压监测。

很多高血压患者长期清晨或上午服用降压药，但药效可能覆盖不到第二天清晨，而白天血压控制良好，更容易出现漏诊。

控制清晨高血压主要有药物选择和服药时间选择两条途径，也就是必须做出如下调整：选择长效药物，使其降压作用能维持到第二天早上服药后一段时间；或是将部分药物或是全部药物改为睡前服用，以便发挥更好的清晨降压效果，缓解清晨高血压。

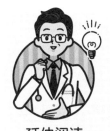

延伸阅读

清晨血压高峰时段，
也是心脑血管事件的高发时段

对于绝大多数高血压患者，需要养成早上按时服药的习惯，避免漏服，以期减少不良事件的发生。通过24小时动态血压监测对药物应用效果进行随访观察，有助于评价药物的治疗效果，制订更加科学的"个体化"药物干预策略。

014 夜间高血压危害大吗？怎么检测发现？

扫一扫，听音频

夜间高血压的重要危害是它的隐匿性，使患者长期处于不知情状态，不能做到及时采取有效干预措施控制血压，使其靶器官受累严重程度高于其他高血压人群，也可以说是高血压防治的主要盲区。

近年来，随着 24 小时动态血压监测的广泛应用，发现在白天血压正常的人群中有相当比例的夜间高血压患者。而夜间高血压只能通过 24 小时动态血压监测来诊断，不方便检出，是一种常见的隐匿性高血压。

人体血压全天 24 小时可以在某个时间段或是全天出现血压升高，且存在明显的个体差异。研究发现，夜间血压升高者的健康损伤比白天血压升高者的更大，因此要高度重视夜间高血压问题，消除夜间血压管理盲区，定期开展 24 小时动态血压监测。

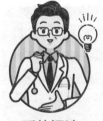

延伸阅读

干预昼夜血压节律异常的生活妙招

可于晚间（17—19 点）进行适当的有氧运动 30 分钟左右，老年人推荐健身操、太极拳、散步等运动，有助于纠正血压节律异常。睡眠时稍稍抬高上半身，有利于控血压。

还有一种特殊类型的夜间高血压是"单纯夜间高血压"，也就是说患者白天血压正常，夜间入睡后出现血压升高。有些所谓无高血压者，出现不明原因或是无法解释的尿蛋白、颈动脉增厚、左心房增大等现象时，要想到单纯夜间高血压的可能。有调查显示，国人单纯夜间高血压的患病率达 10%，并不少见，特别是肥胖、夜间打呼噜等人群，更要定期开展 24 小时动态血压监测。特别是《2019 中国家庭血压监测指南》提出的两个重要血压监测窗口：睡前 1 小时和早晨清醒后 1 小时内。如果这两个时间段血压异常升高，更应该开展 24 小时动态血压监测，早发现、早治疗。

高血压夜间管理方案

体重管理至关重要，减少全天的热量摄入，超重或肥胖者建议晚餐不饮酒，少量进食主食。

养成规律的作息时间，保证充足的睡眠。入睡前不饮浓茶、咖啡等，不吃刺激性食物，避免情绪过于激动。

如果存在阻塞性睡眠呼吸暂停，需积极治疗，改善夜间低氧血症，减少低氧血症引起的血压升高。

如果生活方式干预不见效，可考虑睡前服用沙坦类药物以控制夜间高血压。

015 一到医院血压就高，是怎么回事？

扫一扫，听音频

可能是"白大衣性高血压"。

有些人在医院测血压时显示血压升高，可是回到家里测血压或是24小时动态血压监测又显示正常，这就是假性高血压，也称"白大衣性高血压"。这种血压升高主要是由于难以自控的心情紧张等因素导致的。

虽然"白大衣性高血压"不算真正意义上的高血压，但如果不重视，就容易转为真正的高血压。因此要尽早干预，采取健康的生活方式有利于维持健康血压，避免高血压的发生。

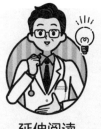

延伸阅读

隐匿性高血压更可怕

与"白大衣性高血压"相反，隐匿性高血压通常表现为医院检测显示正常，但是家中自测或做24小时动态血压监测时显示血压升高。典型的隐匿性高血压如单纯夜间高血压、单纯清晨高血压，由于病情的隐匿特征，不易被发现，患者不能得到及时治疗，更容易引发动脉硬化、左心室肥厚、肾脏疾病等。

016 没有头晕、头痛等不舒服的感觉，说明血压不高？

扫一扫，听音频

没有不舒服的感觉，不代表血压正常，高血压的诊断不依据自我感觉，而是血压测量。

其实很多高血压患者并没有自我不适感，等到发展为中重度高血压，甚至出现各种高血压并发症，才被确诊为高血压。所以，不能仅凭借是否出现头晕、头痛、烦躁、心悸、失眠、记忆力下降、出血等症状来判断血压高不高，应该主动测量血压。

实际上，高血压患者有自觉不适感反而相对安全，因为可以及早发现身体警报。就怕血压很高都没有不适感，很容易被忽视而耽误病情。

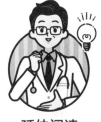

延伸阅读

年轻人易患"无症状高血压"

高血压患者中有不少人是没有症状的。尤其是现在高血压年轻化，有的年轻人患了高血压而不自知，继续透支自己的健康。随着年龄增加，心脑血管逐渐发生硬化，在进行高强度活动或者情绪激动的时候，特别容易发生危险。

017

除了饮食、遗传，还有哪些原因会诱发高血压？

扫一扫，听音频

除了饮食、遗传外，诱发高血压的原因还有以下几点。

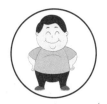

超重

超重者患高血压风险是普通人的 3 倍，不仅取决于总体重，与脂肪分布也有关，通常大腹便便的向心型肥胖者患高血压的风险更高。

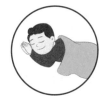

缺乏运动

研究显示，有规律地参加有氧运动，如快走、慢跑，每周 5 次以上，每次 30 分钟以上，对控制血压有帮助。

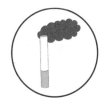

长期吸烟

吸烟容易引发高血压、冠心病等疾病，还会导致心率加快等。

精神压力大

工作压力大、精神紧张、情绪不稳定等会增加患高血压的风险。

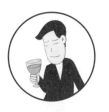

过量饮酒

长期过量饮酒（每日饮白酒量 ≥100 毫升）会增加患高血压的风险。

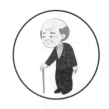

年龄因素

男性 ≥45 岁，女性更年期后，患高血压的风险增加。

018 贫血应该血压低，为什么我会得高血压？

扫一扫，听音频

许多人认为贫血即血少，而高血压为血多，所以患有高血压就不会得贫血，这种说法是不对的。

首先高血压和贫血是各自独立的疾病，高血压是动脉内血液压力增加，贫血为血液中血红蛋白减少。贫血可引起血压升高，主要是高动力循环所致，但这种情况下一般只表现为收缩压稍升高。当发生肾血管性或肾性高血压时，肾脏受累，造成肾脏产生红细胞生成素减少，可导致红细胞破坏或合成减少，引起贫血。

019 血压多高算高血压？具体的判断标准是什么？

扫一扫，听音频

正常血压是指收缩压为 90～119mmHg，舒张压为 60～79mmHg。未使用降压药的情况下，非同日 3 次测量收缩压 ≥140mmHg 和 / 或舒张压 ≥90mmHg，可诊断为高血压；既往有高血压史，目前正在服用降压药的情况下，血压虽低于 140/90mmHg，也应诊断为高血压。

020 新发高血压指的是什么？

扫一扫，听音频

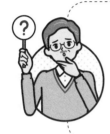

"大夫，我听说有种新发高血压，您看看我的情况属于新发高血压吗？我体检时发现血压高，当时血压为 150/100mmHg。以前没出现过。经过一段时间的监测，发现血压还是偏高。该怎么改善？"

新发高血压，指的是 2～3 年内新发生的高血压，血压值在 140/90mmHg 以上，由于高血压时间短，动脉可能还没有发生硬化性改变。

此时，如果不是继发性高血压，强化健康生活方式干预和调整，特别是强化阳光下运动干预，绝大多数人能够逆转高血压。如果能开展针对性干预，如肥胖者开展减重、高盐饮食者清淡饮食、过量饮酒者禁酒等，逆转新发高血压效果更佳，可以避免高血压的发生发展。新发高血压可以先通过以下方法来降压：坚持运动，每周 5～7 天，每天不少于30 分钟，如快走、慢跑、骑车、做操均可；管住嘴，少吃重口味食物，均衡摄入粗杂粮、蔬果等，维持健康体重；不熬夜。每月监测血压控制效果，血压正常后，将这些好习惯当作生活的一部分长期坚持，以维持健康血压。

为什么说尽早诊断恶性高血压非常重要？

扫一扫，听音频

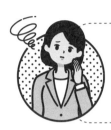

"大夫，高血压是慢性病，怎么有的人突然血压升高还有生命危险，要怎么预防呢？"

可能是恶性高血压。

恶性高血压又称急进型高血压，起病急、进展快、病情重、预后不良，自觉症状中以头痛的发生率最高，其次是出现进行性视力障碍，眼底有视网膜出血及渗出，常有双侧视盘水肿。另外肾脏损害突出，表现为持续蛋白尿、血尿及管型尿，并可伴肾功能不全。

恶性高血压进展迅速，如不给予及时积极治疗，常常发生急性左心衰竭、脑卒中及肾功能衰竭，引起严重的后果，也是患者死亡的常见病因。所以恶性高血压必须尽早诊断，及时治疗！

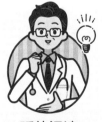

延伸阅读

关注高血压患者的心率

血压升高伴随静息心率增快与高血压患者的不良预后紧密相关，高血压患者交感神经活性增加导致血管张力升高及心排出量增多，血压升高和心率增快，最终导致心肌梗死或心力衰竭等心血管事件风险增加。心率快的高血压人群多合并更多的危险因素及靶器官损害。

022

血压高，身体没有
其他毛病，需要查
肝功能吗？

扫一扫，听音频

我国患肝脏疾病的人比较多，除病毒性肝炎外，脂肪肝和酒精肝导致的肝损伤也非常常见。高血压患者应该每年做肝肾功能检查，特别是新发高血压在开始用药前，更应该做肝肾功能检查，目的有以下几个。

1. 药物治疗前评估基础肝功能

肝功能正常的患者，降压药一般不会影响肝功能，但是肝功能异常者需要根据肝功能基础情况做定期随访观察，评估肝功能变化情况以及极少数肝损伤基础疾病者联合用药等可能带来的影响。肝功能较差者，最好选择不经肝脏代谢的降压药，以减轻肝脏负担。即使选择对肝功能没有影响或影响小的降压药，也需要依照说明书决定用药安全剂量。

特别是应用利尿剂类降压药前，应做电解质及肝肾功能检查，以评估利尿剂降压治疗的安全性。

2. 高血压患者往往合并血脂异常，需要同时服用降脂药，有少数患者会出现肝功能的一过性损伤

用药前不清楚肝功能情况，若在用药后发现肝功能异常时，就无法判断是原本就存在肝功能异常还是降脂药引起的肝损伤。降脂药造成的肝损伤绝大多数是一过性的，但部分肝功能基础较差者要谨慎使用。因此，高血压患者开始药物治疗前，应该进行血脂、血糖、肝肾功能等生化检查。

血压高，肾脏一直没问题，需要查肾功能吗？

扫一扫，听音频

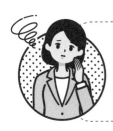

"大夫，我除血压高之外，身体没有其他毛病，需要查肾功能吗？"

高血压患者一定要检查肾功能。

高血压的一个重要并发症就是高血压导致肾小球损伤而出现蛋白尿和肾功能损害，高血压非常容易引起肾脏器质性病变。所以，高血压患者应定期做尿常规检查和肾功能检查。

尿常规检查可根据尿色、尿透明度、尿比重、酸碱性反应、尿蛋白定性等综合评估肾脏情况，正常人 24 小时尿比重在 1.015 左右，并受饮食、运动、出汗等情况影响。24 小时尿比重降低可见于尿崩症、慢性肾炎等；比重升高，可见于急性肾小球肾炎、高热脱水、心功能不全等。尿蛋白检查是肾脏疾病诊断、治疗、预后观察的重要指标。降压治疗的一个重要目的就是减少和避免高血压性肾损伤。

抽血化验可通过检测血尿素氮、血肌酐、尿酸、内生肌酐清除率、肾小球滤过率等指标评估肾小球功能。检测 α_1 微球蛋白、β_2 微球蛋白评估近端肾小管功能，通过尿浓缩稀释试验评估远端肾小球功能。综合评估高血压患者有无肾脏靶器官损害，以进一步调整治疗方案。

024 血压控制不好，心脏一直没问题，还用做心电图吗？

扫一扫，听音频

血压控制不好的情况下，容易出现高血压性心脏病，做心电图很有必要。

有的患者因为不了解心电图检查的重要性，认为自己心脏很好，往往不愿意做心电图检查。其实有些心脏病变用听诊器是听不出来的。心电图是了解心脏病变的一种快捷、方便、实惠的检查，为什么心电图检查在很多高血压指南中都被列为常规检查项目呢？

首先，它影响高血压危险程度的评定和治疗，在高血压危险程度的评定中，心脏有病变，也是一项重要指标。

尤其是血压控制不佳者，容易出现高血压性心脏结构和功能改变。如果心电图检查发现高血压性心脏损伤，在选择降压药时，就要选择既有降压作用，又能缓解和改善心脏病变的降压药。

其次，如果高血压长期得不到控制，致使心脏负荷增加，心肌就会发生肥大性改变、耗氧量增多，从而产生心肌劳损。

在心脏还没有发生明显形态改变时，通过体格检查等不易被发现，心电图却会出现异常图形，反映心脏电生理功能异常等变化，以判断心脏的真实损害情况。所以说心电图应被列为高血压患者的常规检查项目之一。

为啥高血压患者还需要拍胸片？

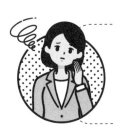

"大夫，胸片不是看肺部情况的吗？我只是高血压，还需要拍胸片吗？"

为了观察患者是否存在左心室肥厚、心脏增大和大血管硬化，需要定期拍胸片。

胸片检查是为了确定高血压患者心脏和大血管的形态状况，并判断是否有心脏肥大、主动脉硬化性改变等。

正位胸片能显示心脏大血管的大小、形态、位置和轮廓，能观察心脏与毗邻器官的关系和肺内血管的变化，可用于心脏及其径线的测量。

左前斜位片能显示主动脉的全貌和左右心室及右心房增大的情况。

右前斜位片有助于观察左心房增大、肺动脉段突出和右心室漏斗部增大的变化。

左侧位片能观察心、胸的前后径和胸廓畸形等情况，对主动脉瘤与纵隔肿物的鉴别及定位尤其必要。

026 血压控制不好，最近视力也下降了，是怎么回事？

扫一扫，听音频

高血压患者做眼底检查很重要，可早期发现微小动脉的损害。

高血压患者病情发展到一定程度，通过观察眼底小动脉硬化程度，能够判断出高血压的轻重程度。如果确诊患有高血压，有必要做眼底检查。

高血压的一个重要危害就是全身动脉的硬化性改变，眼底检查是发现高血压性小动脉损伤的重要窗口，可以由眼底检查评估高血压对全身微小动脉的损伤情况。

眼底检查可以做眼底照相，也可以由眼科医生用眼底镜检查评估眼底小动脉硬化情况。如果检查结果显示眼底血管并没有特别变化，提示高血压性微小动脉损伤性改变还没有发生或是还比较轻微，但高血压的动脉损伤是持续的、隐匿的，高血压患者最好能定期（如每年）开展眼底检查。如果眼底小动脉硬化已经出现，特别是眼底小动脉硬化比较严重时，应更加严格地控制血压，并选择对血管保护作用比较强的降压药。

通常对早期患者做眼底检查可以发现小动脉痉挛性收缩，病情较重者可见到血管反光增强，且有动静脉交叉压迫现象，血管硬化可见银丝状。因此，对高血压患者来说，眼底检查很有必要。

027 高血压能被治愈吗？

扫一扫，听音频

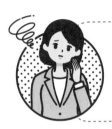

"大夫，我听说有的高血压通过做手术就能治愈，我可以做手术吗？这样以后就不用长期吃药了！"

有的高血压可以被治愈，有的不行。

高血压可分为原发性高血压和继发性高血压。

原发性高血压是指发病原因不明的高血压，是以血压升高为主要临床表现，伴或不伴有多种心血管危险因素的综合征。它是遗传因素和环境因素长期作用的结果，其中不健康的生活方式如高盐高脂饮食、吸烟饮酒、超重等在原发性高血压的发病过程中起着至关重要的作用。原发性高血压通常不能通过手术治愈。

继发性高血压是指由某些确定的疾病或者病因引起的血压升高。继发性高血压病因复杂、诊断难度大。有部分继发性高血压如肾上腺功能性腺瘤、肾上腺皮质增生症等可通过手术等去除病因，高血压可以治愈。但有部分继发性高血压即使去除原发病因，由于多年血压升高，同样导致全身动脉硬化性改变，原发病因的根除只是一定程度降低了血压升高的程度，还需要长期应用降压药维持健康血压，以减少危害。

028 高血压患者如何通过控制血压减少心肌梗死的发生？

扫一扫，听音频

高血压的主要危害就是导致心肌梗死，要想减少心肌梗死的发生，必须高度重视高血压的有效控制。

长期高血压可引起动脉发生硬化性改变，血管内血压升高，损伤血管内膜的上皮细胞，使上皮细胞发生卷曲或脱落，形成动脉内膜的裂隙或是小孔，促使血液中的胆固醇颗粒沉积在血管内膜下，在血管内膜和中膜间隙形成粥样硬化斑块。这种变化容易发生在心脏冠状动脉，当粥样硬化斑块增大到一定程度时会导致冠状动脉血流受阻，发生因心肌供血不足而引起的心绞痛。斑块形成加之血压增高，更容易导致斑块破裂、脱落，促发血栓形成，发生急性心肌梗死。

可见，虽然冠心病是胆固醇颗粒在血管壁内沉积所致，但其形成的始动因子很可能是高血压，促发心肌梗死的始动因子也可能是高血压。

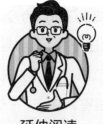

延伸阅读

睡前喝杯水，降低血液黏度

人在熟睡时会微微出汗，造成血液中的水分逐渐减少，血液黏度变高。对于心血管疾病患者来说，睡前喝水最大的好处是，可以降低血液黏度。因此，睡前喝点水可以稀释血液黏度，降低心肌梗死、心绞痛、脑卒中等突发事件发生的概率。

029 什么是难治性高血压？

在改善生活方式的基础上，应用了可耐受的足量且合理的 3 种降压药物（包括 1 种噻嗪类利尿剂）至少治疗 4 周后，诊室和诊室外（包括家庭血压或 24 小时动态血压监测）血压值仍在目标水平之上，或至少需要 4 种降压药才能使血压达标时，称为难治性高血压（或顽固性高血压）。

此类患者必须保证药物的规律服用，并严格限制钠盐摄入，控制体重，持续监测血压。

部分"难治性高血压"患者实际上是没有真正改变生活方式，特别是一些导致高血压的问题持续存在，使药物难以发挥作用，为"假性难治性高血压"。如有的高血压患者在服药期间依旧胡吃海塞，不注意体重控制，必然导致血压难以控制，药物越用越多。

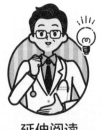

延伸阅读

血压降不下来，怎么办

必须经过专业综合评估才可以联合用药。难治性高血压较少见，当吃 3 种降压药且药量达标时，血压还是偏高，此时一定要找专业的心血管医生诊断。

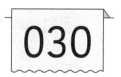

血压总是忽高忽低，怎么办？

扫一扫，听音频

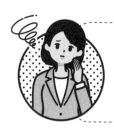

"大夫，我的血压为什么总是控制不好，经常忽高忽低，这是什么原因造成的，该怎么调控？"

高血压控制不仅仅是降低血压，还要求平稳调控血压，让血压保持在正常范围。血压总是忽高忽低，应从认知、饮食、疾病用药等方面找原因。

1. 认知问题

人的血压受环境影响很大，每次血压测量数值可能不一样，但应在正常范围内波动。另外，要注意排除血压计质量问题和血压测量方法不正确。测量血压必须连续测量 2 次或 2 次以上，取多次测量的平均值或是取稳定值，以消除血压测量即时波动现象的干扰（具体方法见第 66 页）。

2. 饮食问题

喝浓茶或是咖啡会短时间内引起血压明显升高。

3. 疾病因素

如甲状腺功能异常等，也可能导致血压波动。

4. 用药不规范

如擅自增加药量或者频繁调药，血压升高就吃药、不高就不吃药等。服用短效降压药者，血压也易发生明显波动，为了平稳降压，建议尽量选择长效降压药。

排除上述原因外，如果血压波动仍特别明显，应该就医以排除继发性高血压的可能。如果能在血压波动较大期间做一次 24 小时动态血压监测，通过血压变异性指标分析等，能更好地发现导致血压大幅波动的原因。

031 什么是血压的正常波动值？

扫一扫，听音频

正常人血压波动范围在 20～30mmHg。

人的血压在一天中会出现有节律的波动，这是机体适应供氧需要进行血压自我调节的结果，一天血压的高低峰还与体内激素水平的生理性波动密切相关。

一天 24 小时之内，多数人的血压有 2 个高峰和 2 个低谷：6—9 点为第一个高峰，12—14 点为第一个低谷，16—20 点为第二个高峰，此后血压下降，夜间睡眠出现第二个低谷。但有的人全天就一个高低峰，也有人一天出现多个高低峰。

高血压患者需了解自身血压的这种个性化波动特点，以指导选择适合的降压药以及更加科学的服药时间，达到更优的高血压个性化精准治疗的目的。

032 血压是不是降得越低越好？

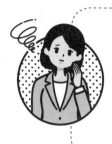

"大夫，吃降压药主要是为了降血压，那是不是血压降得越快越好呢？比方说我的血压180/130mmHg，想尽快降到140/90mmHg。这样做可以吗？"

血压下降过快、过低，患者会出现头晕等不适。

得了高血压，必须采取有效措施降低血压。这里强调的是降低升高的血压，使之恢复正常范畴，而不是越低越好。实际上，很多高血压患者由于多年高血压，动脉已经发生了硬化性改变，如果将其血压降低到正常水平（≤120/80mmHg），会由于组织器官的供血不足而出现头晕、乏力等不适，此时，要求将血压控制在非高血压状态（<140/90mmHg）更合理。对部分老年人的血压控制目标是<150/90mmHg，也是基于同样道理。

有人认为血压高了就要赶快采取降压措施，把血压尽快降下来。实际上，患高血压多年的人，身体已经适应了高血压状态，突然大幅降低血压，人体反而不能适应，以致有的人因此不接受降压治疗。科学降压的原则是缓慢、平稳降压，建议通过2~4周达到降压目标。

033 高血压患者也会出现低血压吗？

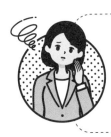

"大夫，我平时血压偏高，但没想到有一次竟然出现了低血压，觉得头晕、四肢无力。高血压患者也会出现低血压吗？"

高血压患者也可能会出现低血压的情况。

高血压患者出现低血压的主要原因有以下几点。

1. 着急降血压，看到血压高就加药

有些人看到血压升高就紧张，想赶紧把血压降到正常水平，常常吃完降压药半小时后血压还是高，就补吃，结果导致药物蓄积，引发低血压。长效降压药起效比较缓慢，达到最佳降压效果通常要5~6小时，患者在服药初期不要太过心急，要平稳、缓慢降压。

2. 老年人因忘记吃过药而重复吃药

许多老年人记忆力减退，刚刚做过的事情转眼就忘记了，比如刚刚吃过的降压药却以为没吃，因此常常重复吃药，导致过量用药使血压降得过低。所以老年人一定要定时吃药，可以准备一个分药盒或服药提醒器，以免重复吃药。

3. 短效降压药容易导致血压大幅波动

短效药物，特别是短效的钙拮抗剂（如硝苯地平片等），降压作用强，有效降压作用时间短，容易出现血压大幅波动。同时因为需要一天多次服用，如果在人体血压生理性波动处于较低水平时服用，可能导致血压过度降低。因此，现在越来越推荐使用长效药物。这不仅是为了避免出现药物性低血压，更是为了平稳降压以减少动脉硬化的发生。

4. 个别降压药也会导致体位性低血压

有一种降压药特拉唑嗪，会引起体位性低血压，服药期间在改变体位时一定要慢。特别是老年男性高血压患者，常常并存慢性前列腺炎，需要应用改善前列腺增生的药物，这类药有许多是唑嗪类（α 受体阻滞剂），是一类短效强力的降压药，需要特别注意。

5. 疾病性低血压

本来有高血压，又发生了急性心肌梗死、肺栓塞、心包炎等疾病，就可能出现低血压；过敏、发热、感染、血容量不足等也会导致低血压。

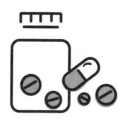

034 为什么年龄越大，血压越容易升高？

扫一扫，听音频

随着年龄的增加，尤其过了 60 岁，高血压的患病率较高。

数据显示，在我国 60 岁及以上人群高血压患病率接近 50%。老年人（>65 岁）血压持续升高或 3 次以上非同天坐位收缩压 ≥140mmHg 和（或）舒张压 ≥90mmHg，可定义为老年性高血压。若收缩压 ≥140mmHg，舒张压 <90mmHg，则定义为老年单纯性收缩期高血压，占老年性高血压 60% 以上。

老年性高血压发病机制认为是随着年龄增长，动脉内膜和中层变厚，中层弹性纤维断裂和减少，结缔组织增生，这些结构变化可导致动脉管腔变窄、硬度增加，大动脉弹性和顺应性降低，血管压力得不到缓冲使血压明显升高，脉压差增大。动脉的这种退行性改变是渐进性的，而高盐饮食习惯则加速了这个渐进过程。此外，内皮细胞功能紊乱、神经体液因子的变化、血流动力学的改变、环境和遗传因素等综合作用在老年性高血压的发生发展中起了重要作用。

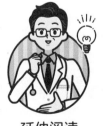

30 岁就要着手防范高血压

影响血压的因素有遗传、年龄等，这些因素不可改变。年龄越大，高血压发病率越高，尤其在 40 岁以后。要想降低患高血压的风险，30 岁的时候就要着手防范。

延伸阅读

035 老年高血压患者的表现有什么特点?

扫一扫，听音频

老年高血压患者通常表现为血压波动大，合并体位性低血压、餐后低血压，血压昼夜节律异常，并发症多等特点。

血压波动大	相较于年轻人来说，老年人血管弹性降低，机体对提高供血需求时的血压反应性明显，所以，全身调节功能降低，血压波动大
合并体位性低血压	老年人各种调节能力减退，特别是血管神经反射能力减弱，老年人从坐位或卧位突然站起来，可能会发生体位性低血压，表现为眼前发黑甚至晕厥。所以老年人起身要慢，起床也要慢，缓一缓更安全
合并餐后低血压	许多老年人吃完饭就觉得乏力或者头晕，这时要小心餐后低血压。针对餐后低血压没有什么特效药物，一般建议老年人少食多餐
血压昼夜节律异常	年轻人的血压大多数属于杓型血压（夜间血压低于日间血压），老年人则可能出现夜间血压升高，甚至表现为清晨高血压
并发症多	随着年龄增长，老年人不但有高血压，还可能有糖尿病、血脂异常、冠心病、心律失常、脑梗死、肺病、肾病等

036 老年人高压高、低压低，这正常吗？

扫一扫，听音频

正常现象。

老年高血压患者的一个特点就是高压升高。随着年龄增长，血管会越来越硬，血管弹性降低，缓冲压力的能力就会减弱，所以高压就会偏高。

老年人的血管弹性不良，当心脏舒张时，大血管产生的回弹压力就会偏小，表现为低压正常甚至偏低。高压偏高，低压正常或偏低，那么脉压差就大。

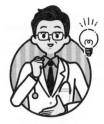

延伸阅读

隔着衣服测量血压会影响准确性吗

通常来说，为了保证测量结果的准确性，建议将上臂衣袖脱掉后再测量血压。但在现实生活中，这样操作可能有许多不便，因此允许在保留一层薄衣物（如薄衬衣或薄秋衣）的情况下测量血压，这通常不会对测量结果产生明显影响。但需要注意，有的患者会将上衣袖子挽起来测量，如果挽起的衣袖包裹上臂太紧，可能会使测得的血压值偏低。另外，脱完衣物后应当稍事休息再测血压，否则测得的血压可能会偏高。

037 老年人降血压，应该遵循什么样的目标？

扫一扫，听音频

不同年龄段的老年人，要遵循不同的降压目标。

60～65 岁患者，将高压控制在 120～129mmHg。

65～80 岁患者使用降压药后，高压降到 130～139mmHg，如果没有不舒服的感觉，建议进一步降低血压水平。

80 岁以上患者，血压应降到 150/90mmHg，如果高压 <130mmHg 且耐受良好，可继续治疗而不必回调血压水平。

有人说 80 岁以后就不用控制血压了，其实并非如此，80 岁以后血压也不宜过高，该降压的时候也得降压。超高龄高血压患者也应该降压，但前提是降压后不会引起身体不适或脑缺血等后果。

双侧颈动脉狭窄程度大于 75% 时，中枢血流灌注压下降，降压过度可能增加脑缺血风险，降压治疗应以避免脑缺血为原则，宜适当放宽降压标准。衰弱的高龄老年人降压时注意监测血压，降压速度不宜过快，血压水平不宜过低。

需要强调的是，年龄只是降压治疗的参考因素，老年人应根据具体情况降压，而不能盯着 65 岁或 80 岁。个体化治疗更科学、更人性化。

038 老年人应该怎样选择降压药，更安全有效？

扫一扫，听音频

推荐利尿剂、地平类、普利类或沙坦类降压药，它们可作为初始或联合药物治疗。老年高血压患者往往有明显的动脉硬化，相对来说地平类降压药和利尿剂降压效果较好。

用药应从小剂量开始，逐渐增加至最大剂量，以免一次性用药过量导致低血压。

无相关疾病的老年高血压患者不宜首选洛尔类。

利尿剂可能会降低糖耐量，诱发低血钾、高尿酸和血脂异常，需小剂量使用，同时监测血钾、尿酸、血脂等。

唑嗪类降压药可用作良性前列腺增生合并难治性高血压的辅助用药，但高龄老人以及体位性低血压老人服用时应注意避免体位过度变化。

如果高血压合并心脏病、肾病、糖尿病等较多疾病，需综合评估后选择降压药。

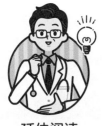

延伸阅读

老年人慎用利血平

利血平是现在很多老年患者治疗高血压的常用药物。需要提醒老年患者的是，利血平可能会引起老年性抑郁症。老年性抑郁症不易诊断，也不易治疗。利血平还可能引起消化道出血，有消化道疾病的高血压患者慎用。

039 老年高血压患者
应该如何提醒自己
规律用药？

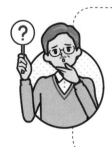

> 大夫，我爸今年 68 岁，患高血压多年，平时服用降压药很不规律，常常忘记吃药或者重复服药。我平时也不常在他身边，感到十分焦虑，该怎样帮助他规律用药呢？

做好服药管理，用好分药盒。

一定要按照医生开具的药物种类、服药时间用药。可以借助一些工具帮助自己规律服药。比如分药盒，有的分药盒非常简单，一天早、中、晚，一周七天，一个一个小格子，每周提前把所有药物都分配好，只要打开分药盒取药。如果哪个格子空了，就说明已经吃过药了，避免重服或漏服。

第二章

监测篇

血压总是忽高忽低，怎么办

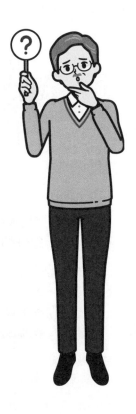

一图读懂本章要点

怎样准确地
测量血压

1 掌握正确的测量方法

- 不说话
- 不要翘二郎腿
- 不要在寒冷环境下测量
- 上臂不低于心脏水平
- 后背有支撑，胳膊不要悬空
- 不憋尿、不紧张、不激动

手指式血压计
便于携带，但误差较大

2

哪种血压计
更适合你

腕式血压计
携带方便，适合出差、
旅行时使用

上臂式血压计
数值较准确，推荐使用

3

需要 24 小时动态
血压监测的情况

怀疑"白大衣性高血压"
隐匿性高血压
清晨高血压
夜间高血压
阵发性高血压

4 测量时血压忽高
忽低的原因

- 测量方式不正确
- 身体及情绪的变化
- 测量环境干扰
- 血压测量取值方法
  不正确

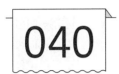 **一定要去医院测量血压吗？**

当然不是。

在某些情况下，医院里由医生测量的血压反而有可能"不准确"。例如，患者到医院后由于紧张导致"白大衣性高血压"，或者存在隐匿性高血压状态。

白大衣性高血压患者平时血压正常，但每到医院测量时就升高，这通常是因为精神紧张导致的血压暂时性升高。如果仅根据医院测量结果进行诊治，可能会给一些实际上血压正常的人群应用降压药。

隐匿性高血压患者的血压实际上是升高的，而在医院测量时血压可能是正常的。这是因为人体血压存在波动，一般是白天高、晚上低，但也有部分人群（特别是老年人群）表现为晚上血压升高、白天正常。这就会造成白天去医院时测得血压"正常"，但实际上并不能反映其真实的血压情况，导致高血压未被诊断，从而增加风险。

24 小时动态血压监测和家庭自测血压，可筛选出这两种情况。对于已经诊断高血压并接受药物治疗的患者，通常也建议购买一个血压计，在家中自行测量血压，作为监测血压控制效果的常用方法。

041 为什么只需要测量上臂，就能获得血压值？

扫一扫，听音频

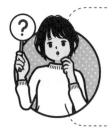

"大夫，孩子给买了血压计，但我不会使用，他们告诉我测量上臂就可以，为什么只需测量上臂就能获得血压值？"

全身动脉都能测量血压，考虑到方便性和稳定性，通常测量上臂肱动脉的血压。

人的血管分为动脉、静脉、毛细血管三部分，因此血压也分为动脉血压、静脉血压、毛细血管血压。人体动脉血压最高，与健康状况也最相关，长期动脉血压升高会严重危害健康。研究表明，目前一半的死亡归因是心血管疾病，而 2/3 的心血管疾病的发生与高血压密切相关。因此，要关注动脉血压。

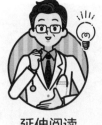

延伸阅读

我国正常成人的血压标准

目前，我国规定正常成人收缩压 90～119mmHg，舒张压 60～79mmHg。人体血压并不是固定不变的，而是随着内外环境变化而自我调节，如休息状态、体位、情绪等都会对血压产生影响。

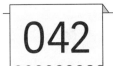

042 目前最常用的血压计有哪些，哪一款更适合自己？

扫一扫，听音频

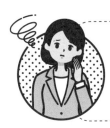

"大夫，我现在需要每天测量血压，用什么样的血压计好，去药店买的血压计靠谱吗？"

市面上有手指式血压计、腕式血压计以及上臂式血压计，学术界推荐使用经过国际标准方法认证合格的上臂式电子血压计。袖带加压法是最常用的血压测量方法，其操作简便、测量准确。

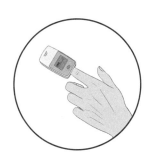

手指式血压计

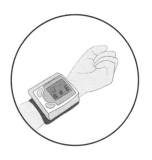

腕式血压计

手指式血压计是指插入一根手指测量血压的装置。手指式血压计测量的是手指部位的血压值。手指式血压计的优点是便于携带，但其测量误差较大，一般不推荐使用。

测量时，将腕带缠绕于腕横纹之上，按下开关，能自动测出血压值。因为测的是腕部血压，测量过程干扰因素较多，变异度较大，但携带方便，适合出差、旅行时使用，不作为诊断使用。

上臂式血压计

测量时，将袖带卷绑在肘关节上方1~2厘米处，手心向上，卷绑松紧适度。按下"开始"键进行测量，并记录数值。上臂式血压计测的是上臂肱动脉压，数值比较稳定，更能反映人体中心动脉压水平，推荐使用。

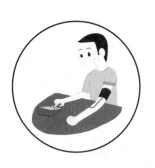

043 应该多长时间测一次血压？

扫一扫，听音频

不同人群测量血压的频率要求是不一样的。

成年人，包括健康人，每年至少测量一次血压。

有高血压家族史的人、超重或肥胖者、高盐饮食者、吸烟饮酒者、脑力劳动者、原来血压就处于正常高值水平者，为高血压易患人群，每半年至少测量一次血压。

高血压患者要勤测血压，每月至少测量一天血压。在启动降压药治疗、调整治疗药物、出现血压明显波动时，需要连续每天监测血压情况，直到血压处于平稳状态。

建议开展家庭自测，每天血压测量最重要的两个时间窗口是早晨起床后1小时内和睡觉前1小时。服药患者还有一个重要时间窗口是服用药物前的血压检测，用药的目的就是保证服用药物前的血压同样控制在目标范围内。

重视日常的机会性血压筛查，即医院诊治时、做健康体检时以及各种社会上的血压测量活动时（如每年10月8日的全国高血压日等），主动请医生为自己测量血压。

经常监测血压的目的是知晓血压状况：目前的血压值是多少？目前的血压值处于什么状态？血压的变化趋势怎样？

044 自己在家测量血压，能测准吗？

扫一扫，听音频

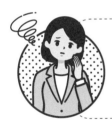

"大夫，都说在家测量血压方便，在家测量血压靠谱吗？准确吗？"

家庭血压测量能够良好地反映个人的真实血压水平，接受治疗的高血压患者及血压正常者都鼓励在家定期监测血压，从而及时发现血压波动。

家庭自测血压至少有三大优势。

1. 可信
没有"白大衣效应"，测量的血压值更能反映自身血压的真实水平。

2. 方便

在家自测血压，随时可以开展，更有利于全面监测血压的波动状态。

3. 利于重要时间窗口监测

包括清晨血压监测、睡前血压监测和服药前血压监测。

家庭自测血压要注意以下几点，以减少测量误差。

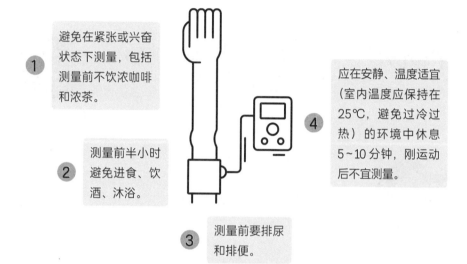

1 避免在紧张或兴奋状态下测量，包括测量前不饮浓咖啡和浓茶。

2 测量前半小时避免进食、饮酒、沐浴。

3 测量前要排尿和排便。

4 应在安静、温度适宜（室内温度应保持在25℃，避免过冷过热）的环境中休息5~10分钟，刚运动后不宜测量。

延伸阅读

家庭自测血压，别用汞柱血压计

汞柱血压计是一个含汞产品，汞会造成环境污染。现在我国已经规定家庭和医疗单位不再使用这种血压计。所以，在家测血压时不要使用汞柱血压计。

045 一天什么时间测血压效果最好？

扫一扫，听音频

一天任何时间测量血压都可以，但有几个血压监测时间窗口很重要。

1. 早晨清醒后 1 小时内

人体睡眠期间血压相对较低，早晨醒来即出现血压逐渐上升，但这个上升速度不能过快，更不能过高。清晨测量血压可以发现是否存在清晨高血压。

2. 夜间睡前 1 小时内

睡前测量血压可以帮助评估白天血压控制效果及能否有效控制夜间血压，因为夜间睡眠状态下的血压正常值偏低，如果睡前血压是升高状态，很难保证入睡后血压能降到正常水平。

3. 服药前

高血压患者服用降压药的目的是控制和维持全天血压在控制目标范围内，服药后药物浓度是逐渐下降的，同一种药也不能保证不同个体的长效降压效果。因此，高血压患者服药前测量血压非常必要。

4. 一天血压高峰阶段

人的血压是波动变化的，这种波动存在明显的个体差异。高血压患者如果在启动药物治疗前做过动态血压监测，知晓自身生理特征或是血压波动特点，知晓一天的血压高峰时段，那么，在服药后监测血压高峰时段的控制状态非常重要。如果一天的血压高峰都能得到有效控制，那么其他时段的血压控制相对就更有信心了。

046 自己和医生测的血压结果不一致，为啥？

扫一扫，听音频

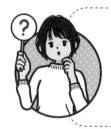

"大夫，为什么我在家自测血压，结果常和在医院测量的结果相差较大。这是什么原因引起的，该怎么解决？"

如果家庭自测血压与在医院测得的结果相差很大，应咨询医生，找出可能存在的原因。

出现家庭自测血压与医院测量结果不一致是常见现象，这种现象主要表现为医院测量的血压更高。原因是多方面的，主要原因还是心理因素，如出现"白大衣性高血压"（在人群中约占15%）和"白大衣效应"（在人群中约占25%）。

"白大衣性高血压"是指没有高血压，但在医院测量血压异常升高，而且这种高血压不是自身安慰说不紧张就能消除的，只有通过家庭血压检测或是动态血压监测才能排除。

"白大衣效应"是指原本有高血压，但在医院测量时血压更高，其结果可能导致医生开具更多的降压药，甚至产生过度医疗现象。解决办法还是鼓励患者开展家庭自测血压。

047 测量血压时，左侧胳膊准还是右侧胳膊准？

扫一扫，听音频

哪一侧胳膊测量的血压高，以哪一侧测量值为准。

大部分人两侧胳膊测量的血压值都会存在差异，产生的原因主要是人体有优势手现象，优势手活动量大，动脉也比较粗，在动脉近心端血流流动过程中血压衰减幅度比较小，测量的血压值相对高。由于其测量值更接近中心动脉压水平，因此，取值时以血压较高的一侧为准。

但这种差异也会因年龄增长或疾病因素导致差异加剧，如果这种差异超过 20mmHg，往往提示某些疾病。血压明显降低侧胳膊，可能存在近心端动脉狭窄性改变，发现这一情况应该做进一步检查。

有的患者可能会有这样的疑问："难道每次测量血压前都要确定哪只手臂血压较高吗？"

一般情况下，一个人形成左右侧血压差以后，在较长时间内是不会改变的。所以，只需定期测量看看左右侧血压差方向是否发生改变即可。

048 测量血压时，应该测量几次才能准确取值？

扫一扫，听音频

必须测量 2 次或 2 次以上。

每次测量血压时，应相隔 1 分钟重复多次测量，然后进行科学取值作为本次测量的血压值，包括取平均值或是取稳定值两种方法。

1. 取平均值方法

如果 2 次测量值相差不超过 5mmHg，则取 2 次测量值的平均值；如果 2 次测量值超过 5mmHg，应再次测量，取 3 次测量的平均值；如果第 3 次测量值仍然差异大（超过 5mmHg），应继续测量，直至差异不超过 5mmHg，然后取多次测量的平均值。

2. 取稳定值方法

测量方法与取平均值方法一样，测量 2 次或是 2 次以上，直至获得差异值不超过 5mmHg 为止。所不同的是取 2 次差异不超过 5mmHg 的两次读数的平均值。

多次测量取平均值或是稳定值的目的就是为了获取真实血压值。由于测量血压会受自身和环境因素的干扰，导致血压测量即时波动。不进行多次测量和科学取值，会使血压测量值明显偏离真实血压水平，出现低估或是高估，更多见的是高估。

049

每次测血压，低压总是偏高又不容易降下去，怎么办？

扫一扫，听音频

从改变生活方式入手。

低压总是偏高，常见于肥胖高血压患者和年轻高血压患者。舒张压高低与肥胖或是腰围增粗关系密切——体重超标或腰围增粗更容易引发舒张压升高。

不少年轻高血压患者就表现为单纯舒张期高血压（即低压高）。单纯舒张期高血压若药物治疗效果不佳，可能是肥胖导致的，这时如果仅仅依靠药物降压而不考虑肥胖问题，往往事倍功半。

部分肥胖的高血压患者在服药期间体重继续上升，可能会形成假性难治性高血压，就是用 3 种降压药联合治疗都不能控制高血压，但其高血压又不属于真正的难治性高血压，如果能配合减重，血压就能得到有效控制。

因此，对低压总是偏高的高血压患者，建议学会缓解压力，坚持运动，保证睡眠，戒烟戒酒。同时低盐、低脂、低糖饮食，保持良好心态和规律作息，最重要的是学会管理体重。

050 测量血压，低压正常、高压高，说明什么？

扫一扫，听音频

低压正常、高压高，是单纯收缩期高血压，多见于老年高血压患者。

这种类型的高血压往往呈现脉压差增大，如果脉压差超过 60mmHg，往往提示发生了动脉硬化，是心血管疾病的一个重要危险因素。

动脉硬化的发生是一个缓慢渐进的过程，导致动脉硬化的主要原因就是血压升高，控制高血压的目的之一，就是为了减缓或是消除动脉硬化的发生。而硬化的动脉很难恢复弹性和功能，因此单纯收缩期高血压的药物治疗往往效果不佳。治疗效果不佳的另一个原因是没有只降高压不降低压的药物，药物降低高压的同时，低压也会随之降低。而老年高血压患者常常合并冠心病，心脏自身供血依赖舒张期，可存在动脉硬化者如果过度降低舒张压，很可能导致心脏供血不足而诱发心绞痛甚至心肌梗死。这就是合并冠心病的高血压患者，舒张压不宜降低至 70mmHg以下的原因。

许多年轻高血压患者由于无症状，或是血压不是太高，往往不重视血压的控制。殊不知年轻人的血压控制更为重要，因为不趁早控制升高的血压，待到老年时发生动脉硬化性单纯收缩期高血压，可能会让医生束手无策。

051 测量血压发现脉压差太大怎么办?

扫一扫，听音频

收缩压（高压）与舒张压（低压）之差称为脉压差。正常脉压差为 30~40mmHg，脉压差 >60mmHg 提示发生了动脉硬化。

凡能影响高压和低压的因素，都可以影响脉压差。

血压测量时发现脉压差增大主要有两大原因：一是长期高血压造成动脉硬化，使动脉壁弹性减弱，血管阻力增加，收缩压升高，脉压差增大；二是心脏主动脉瓣关闭不全的患者，舒张期主动脉大量血液通过关闭不全的主动脉瓣返流回心脏，导致舒张压明显降低，脉压差增大。另外，全身系统性疾病如甲状腺功能亢进或严重贫血等也会导致脉压差增大。

高血压患者脉压差增大，超过了 60mmHg，提示发生了长期高血压导致的动脉硬化，目前，还没有软化动脉的药物，控制高血压的目的之一就是避免或是减少动脉硬化的发生。脉压差大的高血压患者降压用药可能更复杂，而且由于是动脉硬化导致的，药物降压作用往往比较差。这时，除积极降压外，更要积极控制其他心血管疾病危险因素，如戒烟、降脂、减肥等，以避免多重危险因素的个体累积，导致心脑血管疾病的发生和恶化。

052 哪些高血压特殊情况需要进行特殊测量？

扫一扫，听音频

新发现高血压、夜间高血压等情况，需要进行特殊测量。

1. 新发现高血压

是指新发现血压升高，不一定是新发生的高血压，也许高血压已经持续多年，只是第一次测量发现血压升高。新发现的高血压不能凭一次测量血压升高就诊断为高血压，必须是不同日 3 次测量血压高于正常，才能诊断为高血压。由于是新发现的高血压，不知道自身血压的波动特点，建议全天不同时点多次测量血压，重点关注早晨清醒后和夜间睡觉前的血压水平，以评估是否存在清晨高血压和夜间高血压问题。如果血压不是太高（三级高血压），最好能记录一次生理状态下的 24 小时动态血压，以排除白大衣性高血压，明确血压波动特点，指导医生选择合适的药物。

2. 夜间高血压

如果睡前血压升高，提示存在夜间高血压可能，建议进行 24 小时动态血压监测，以便评估夜间高血压等特殊类型高血压。

053 一次血压测量结果高，就能诊断为高血压吗？

扫一扫，听音频

一次血压测量结果高不能确诊高血压。

诊断高血压要符合以下三个条件。

选择准确的血压计及正确的测量方法。初次就诊测量血压时，应至少测量 2 次，间隔 1~2 分钟，若 2 次差别 ≤5mmHg，则取 2 次测量的平均值；若差别 > 5mmHg，应再次测量，计算平均值或是取稳定值。

排除白大衣性高血压，即通过家庭血压监测和动态血压监测诊断是否为高血压。

必须在不同日测量 3 次血压，都高于 140/90mmHg，才可诊断为高血压。

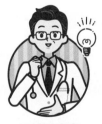

延伸阅读

可能引起血压升高的因素

如睡眠不好、情绪激动、抑郁、大量喝酒、憋尿、剧烈运动、疼痛等，在这些情况下测量血压都可能导致血压升高，不能据此诊断为高血压。高血压是指日常静息状态下血压超出标准。

054 什么情况下需要测 24 小时动态血压？

扫一扫，听音频

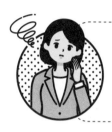

"大夫，我家里备有血压计，自己多测几次就可以了，还有必要做 24 小时动态血压监测吗？"

对于怀疑白大衣性高血压、隐匿性高血压、清晨高血压、夜间高血压、阵发性高血压、给予适当降压治疗但血压仍然不达标的患者，为进一步调整降压药以及怀疑餐后低血压而在诊室不能明确的患者，均应实施 24 小时动态血压监测。

动态血压监测是测量日常生活状态下的血压，测量者只要避免全身或是上臂活动过多，如长途开车等干扰，一般日常工作生活不受限制，但在记录仪启动测量时应暂停手头工作 2~3 分钟以完成定时监测。要学会记录服药、进餐、睡觉、起床时间、自觉症状等可能影响血压的信息。由于日常工作生活状态下影响血压的因素比较多，动态血压监测并不太关注某一次血压的大幅升高或降低，而是关注某时段的平均血压值，如夜间睡眠状态下的平均血压值、清晨时间段的平均血压值等。

根据《2020 中国动态血压监测指南》，获得动态血压正常值如下。

24 小时平均值	白天平均值	夜间平均值
< 130 / 80mmHg	< 135 / 85mmHg	< 120 / 70mmHg

动态血压监测的 注意事项	监测期间避免洗澡、游泳，避免用力甩动测量臂（一般为左上臂），防止袖带下滑
	严禁进入 CT、磁共振、骨密度扫描等科室
	远离微波炉、电磁炉
	袖带气囊开始充气测量时，手臂自然下垂，保持不动
	睡觉时尽量平躺，防止压迫测量臂
	有任何不适，请记录在日志上

055 血压测量即时波动常见吗？该如何准确测量取值？

扫一扫，听音频

在测血压时，测血压这个行为或是过程导致血压发生变化，这种变化往往是短时的、一过性的，叫作血压测量即时波动。

就是在测血压这个时刻，有可能血压原来是不高的，但是测血压这个过程或者这个动作本身引起了血压升高，这是一个很常见的现象。有 2/3 的人存在血压测量即时波动。针对这些人，建议：测量血压时要连续多次测量，至少测量 2 次，然后取平均值或是稳定值，这是一个较好的解决办法。

056 服药前测血压有必要吗？

扫一扫，听音频

服药前测血压很有必要。

服药前测血压可以更好地了解服药前的血压水平，以评估药物治疗的效果，如果服药前血压总是不达标，有必要更改服药剂量和种类。如果服药前血压较平时明显偏低，可能存在药物过量使用的情况，应根据医嘱，减量服药或者暂时不服药继续观察血压变化情况，以避免过度治疗导致不良后果。需要注意的是，切不可自作主张减药或暂停服药。

第三章

饮食篇

不忍饥、不挨饿，稳控血压怎么吃

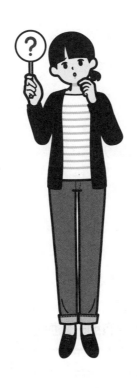

一图读懂本章要点

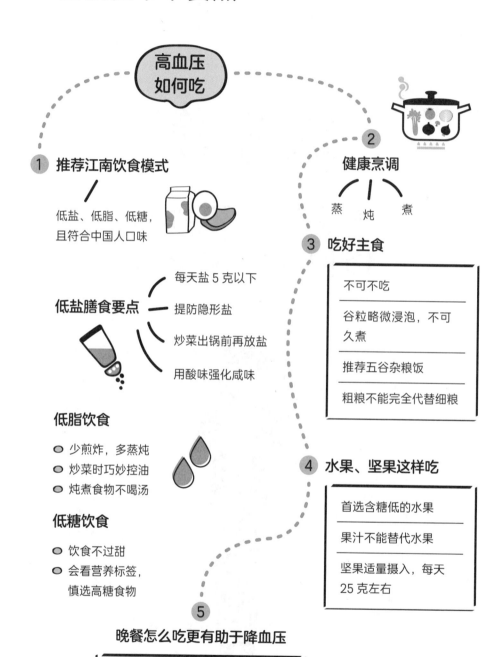

高血压如何吃

① 推荐江南饮食模式

低盐、低脂、低糖，且符合中国人口味

低盐膳食要点

- 每天盐 5 克以下
- 提防隐形盐
- 炒菜出锅前再放盐
- 用酸味强化咸味

低脂饮食

- 少煎炸，多蒸炖
- 炒菜时巧妙控油
- 炖煮食物不喝汤

低糖饮食

- 饮食不过甜
- 会看营养标签，慎选高糖食物

② 健康烹调

蒸　炖　煮

③ 吃好主食

不可不吃
谷粒略微浸泡，不可久煮
推荐五谷杂粮饭
粗粮不能完全代替细粮

④ 水果、坚果这样吃

首选含糖低的水果
果汁不能替代水果
坚果适量摄入，每天25 克左右

⑤ 晚餐怎么吃更有助于降血压

不过饱	不过荤	不过甜	不过晚

057 膳食指南推荐的食物量是生重还是熟重？

扫一扫，听音频

一般都是按生重计算。

这主要是因为食物在烹煮之后，重量和体积都会发生很大变化。比如在煮饭时，水加多一点、少一点，熟饭的体积就会发生变化，如果是煮粥等，重量变化就更大了；生肉烹调成熟肉，体积和重量会缩水；绿叶蔬菜炒熟后缩水更厉害，500 克生菜看似一大盆，炒出来就一盘而已。

所以，如果推荐的是熟重，误差很大，指导意义会大打折扣。除非有特殊说明，一般食物重量都是指生重。

需要注意的是，我们所说的生重都是"可食部"的重量，凡是扔进垃圾桶的部分，如鸡蛋壳、苹果核、鸡骨头等都不算。

不过有的人会说："我不自己做饭，买的都是熟肉熟饭，该怎么判断吃了多少呢？"

下面给大家提供一些食物生熟换算的常用数据对照。

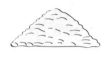 100 克大米

（短粒米如东北米）

≈ 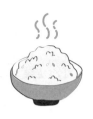 230 克熟饭

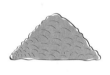 100 克糙米 /

荞麦 / 小米 /

燕麦粒

≈ 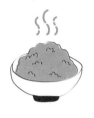 200 克熟饭

 100 克面粉 ≈ 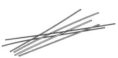 100 克干挂面

 100 克面粉 ≈ 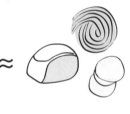 150 克馒头 /

饺子皮 / 湿面条 /

饼坯等

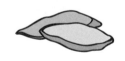 100 克红薯 ≈ 70~80 克烤红薯

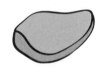 100 克生猪肉 ≈ 60 克熟猪肉

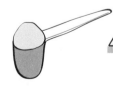 40 克奶粉 ≈ 300 克牛奶

058 有没有简单的方法来判断自己到底吃了多少?

扫一扫，听音频

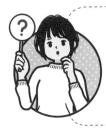

"大夫，膳食指南让每天吃多少克饭、肉、蔬菜，我根本记不住，有没有简单的方法来判断自己到底可以吃多少?"

可以通过"手掌法则"来判断。

"手掌法则"即利用自己的手，就可以大致确定每日所需食物的量了。这种方法虽然不是特别精准，但方便实用。当然，更推荐大家买个厨房秤，多称量几次，自己也就能做到"手上有数"了。

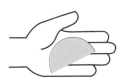

75 克馒头

（50 克面粉）

半个手掌可以托住，五指可以抓起的馒头，约 75 克

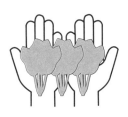

100 克菠菜

一捧菠菜（约 3 棵）

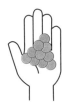

100 克葡萄

成人单手捧葡萄（6~10 颗）

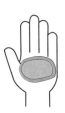

50 克瘦肉

手掌厚度、一手掌的瘦肉

什么是"得舒饮食"，对降压有帮助吗？

扫一扫，听音频

得舒饮食（DASH Diet）是降低血压的饮食模式，由NHLBI（美国国家心肺血液研究所）推出，受到全世界医学界推崇的一种饮食疗法。经临床试验证实，采用得舒饮食模式2周后，可使血压降低8%～10%。

认识一下得舒饮食

食物类别	每日份数	每份大小
谷物 （全谷类制品为主）	6～8份	1片面包（为1份，下同） 30克干燥谷物 半碗米饭、意面
蔬菜	4～5份	1碗新鲜绿叶蔬菜 半碗新鲜切碎蔬菜 半碗烹饪的蔬菜 半杯蔬菜汁
水果	4～5份	1个中等大小的水果 1/4碗干燥水果 半碗新鲜、冰冻或罐头水果 半杯果汁
脱脂/低脂牛奶或相当奶制品	2～3份	1杯牛奶 45克奶酪

续表

食物类别	每日份数	每份大小
瘦肉类、鱼类和蛋类	<6 份	30 克烹饪的猪肉、牛肉或鱼 1 个鸡蛋
坚果种子和豆类	每周 4~5 份	1/3 碗坚果 2 勺花生酱 2 勺坚果种子 半碗烹饪的豆类
油脂类	2~3 份	1 勺软黄油 1 勺植物油 1 勺蛋黄酱 2 勺沙拉酱
糖果和添加糖	每周 <5 份	1 勺糖 1 勺果酱 半碗冰激凌 1 杯加糖果汁

注: 1 勺 ≈ 5 克

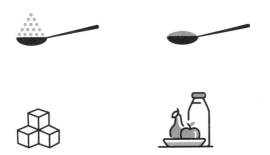

现在很火的江南饮食
模式，对降血压帮助
大吗？

扫一扫，听音频

江南饮食模式对降血压很有好处。

现在的江南地区，即使寻常百姓，家常便饭也会讲究"春尝头鲜，夏吃清淡，秋品风味，冬讲滋补"。饮食一直都是预防各种慢性非传染性疾病的重要手段之一，高血压患者可以尝试江南饮食模式，对于降血压有益。

《中国居民膳食指南科学研究报告（2021）》中提到了江南地区的膳食可以作为东方健康膳食模式的代表。在中国，江南饮食崇尚自然，顺应时序，不时不食，口味上"主清淡、尚本味、重养生"，对预防高血压等慢性疾病有益。

"江南饮食"以上海、江苏、浙江地区居民饮食习惯为代表，特点是多蔬果、多鱼虾水产品、常吃奶类和大豆制品、适量的谷类和畜禽类、烹调清淡少盐，比较接近理想膳食模式。

"地中海饮食"是欧洲地中海周围地区居民饮食习惯为代表，以谷类、蔬菜、水果、坚果种子、橄榄油、奶酪和酸奶、鱼类、禽类、蛋类等为主的饮食模式。

"江南饮食"在营养体系上和"地中海饮食"相似，但更适合中国人，从降压和控糖两个角度看优于"地中海饮食"。

为啥高血压患者要少吃盐，每天盐量多少合适？

扫一扫，听音频

摄入过多的盐，血液中的渗透压就会增高，引起水钠潴留，血容量增大的同时也会加重心脏负担，使血压升高不易控制，因此日常饮食中要控制盐的摄入量。

　　高血压患者每天的盐摄入量应控制在 5 克以下，病情较重、有并发症者需控制在 3 克以下。同时不要忽略酱油等调味品中所含的盐，并适当多吃含钙、钾丰富的食物，有助于排出体内多余的钠。

　　高钠低钾是中国居民普遍存在的饮食习惯，对控制血压尤为不利。改变高钠低钾的饮食习惯，除饮食清淡外，要特别注意多补充含钾丰富的蔬果类。

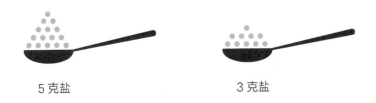

5 克盐　　　　　　　　　　　　3 克盐

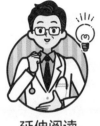

延伸阅读

高钠食物等同于高盐食物

　　高盐饮食是高血压的一个诱因，高盐还与糖尿病、骨质疏松、胃肠疾病等息息相关，因此改变高盐饮食对高血压者来说非常重要。但是减盐并不是单纯只减少食盐的摄入，而是减少一切含钠高的食物的摄入，高钠食物等同于高盐食物。

如何更合理地控制盐摄入量？

扫一扫，听音频

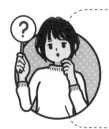

"大夫，都说吃盐过多是导致高血压的罪魁祸首。我有高血压家族史，害怕被高血压盯上，能不能平时吃很少的盐或者不吃盐呢？"

食盐摄入过多或不吃都不好，每人每天的摄盐量应控制在5克以下。

食盐中的钠能调节细胞和血液中的水分，有助于细胞功能的正常发挥，有预防脱水的作用。过度限盐则不利于健康，但高盐饮食是导致高血压的重要原因，也有可能导致骨质疏松等问题。

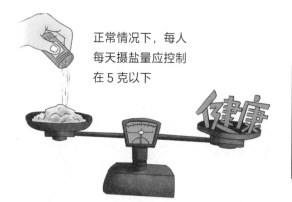

正常情况下，每人每天摄盐量应控制在5克以下

过高	增加心脏负担，容易导致高血压
过低	人会感到乏力、精神差

总体来说，目前中国居民盐摄入过多，国民每天盐摄入量在 10 克左右。许多人口味较重，而改变重口味也不是一朝一夕的事。其实减盐可分阶段逐渐递减，假如最初盐的摄入量为 10 克，可通过一段时间（数年）逐渐递减为 8 克、6 克、5 克、4 克，这样有助于平稳降血压。

烹饪时的用盐量不应完全按照每人每天 5 克计算，应考虑大人、孩子的不同，还有日常零食、即食食品、调味品等的含盐量。如果在家只烹饪一餐，则应该按照饮食的餐次分配比例计算用盐量，如午餐占三餐的 40%，则一餐每人的食盐量不超过 2 克。

063　如何一眼识别隐藏在食物中的隐形盐？

扫一扫，听音频

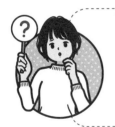

"大夫，我明白高血压要控制食盐摄入量的道理，但早餐我有喝粥的习惯，喜欢吃一点咸菜，可以吗？"

咸菜中含有看不见的盐，我们称之为"隐形盐"，高血压患者不宜过多食用。早餐习惯吃一点咸菜，就要有意识地在其他菜肴中扣除咸菜中所含的盐量。

有人吃完炒菜剩下的菜汤不舍得倒掉，喝一口有点咸，于是倒入半碗温水，一饮而尽。稀释的菜汤口感的确"不咸"，但盐量不减，这种喝菜汤的习惯对控血压不利。

建议平时用盐勺估量摄盐量，同时避免摄入各种隐形盐"大户"，特别是一些深加工食品含盐量非常高。

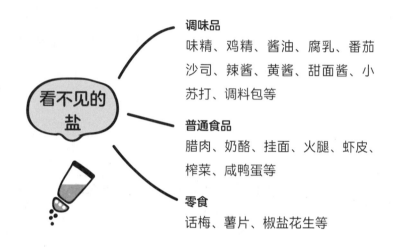

调味品
味精、鸡精、酱油、腐乳、番茄沙司、辣酱、黄酱、甜面酱、小苏打、调料包等

普通食品
腊肉、奶酪、挂面、火腿、虾皮、榨菜、咸鸭蛋等

零食
话梅、薯片、椒盐花生等

看不见的盐

064 为什么少吃盐的同时也要控制脂肪摄入？

扫一扫，听音频

脂肪摄入过多容易导致超重或肥胖，使血压进一步升高。

在三大产能营养素中，脂肪的单位产能是最高的，1 克脂肪可产生 9 千卡热量；而身体每累积 7700 千卡热量，就会增加 1 千克体重。

若以每天多吃进 1 勺（约 15 克）油计算，则每天多摄入热量 135 千卡，一个月后体重就会增加约 0.53 千克，一年就会增重约 6.36 千克。一胖百病生，血脂异常、糖尿病、高血压、冠心病和脑梗死等就会随之而来。

饮食太过油腻，除了会造成脂肪堆积导致肥胖外，还会增加饱和脂肪酸的摄入，使人体氧化负担过重，造成一氧化氮生物活性降低，这也是造成血压升高的原因之一。

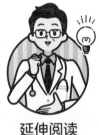

延伸阅读

脂肪有好坏之分，不能一概而论

脂肪摄入过量易引发肥胖等代谢性疾病，增加患高血压的概率。但脂肪也是人体不可或缺的营养成分，适量摄入即可。构成脂肪的脂肪酸可分为饱和脂肪酸和不饱和脂肪酸，其中不饱和脂肪酸还可进一步分为单不饱和脂肪酸和多不饱和脂肪酸。对身体不利、明显升高血液总胆固醇水平的是饱和脂肪酸和反式脂肪酸。

因此，高血压患者应减少饱和脂肪酸的摄入量，尤其要减少动物性脂肪如猪油、肥肉、黄油、动物皮等的摄入，以预防血脂异常，防止高血压进一步加重。同时，还要注意适当摄入不饱和脂肪酸，橄榄油、大豆油、坚果、带鱼、金枪鱼、三文鱼等均富含不饱和脂肪酸。

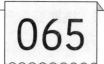

在外就餐，如何巧妙控盐？

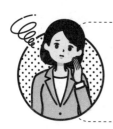

"大夫，我平时血压比较高，但工作忙，没空做饭，经常在外就餐，我该怎样控制盐的摄入？"

在外就餐，油、盐用量大，对高血压人群非常不利。尽量减少外出就餐才是最佳做法。在外就餐时，要注意以下控盐小妙招。

- **尽量多点蔬菜**
  尽量多点蔬菜类菜品，以摄入充足的维生素和钾，有利于体内钠钾平衡。
- **少选腌制品**
  不要点咸鱼、腊肉、火腿、香肠、腌菜等；如果点的是套餐，最好少吃或不吃其中的小菜（通常是咸菜）。
- **不点"高油"主食**
  尽量不点炒饭、炒面等加入大量油和盐的主食，以清淡的粥、杂粮饭为宜。
- **一天内食盐的摄入量要均衡**
  如果只是中午在外就餐，那么在早餐和晚餐时，饮食清淡一些，以平衡一天总盐量。
- **吃火锅时尽量选清汤锅底**
  吃火锅时尽量选清汤锅底，多涮蔬菜，少蘸麻酱、香油碟。

066 点外卖、吃外卖，如何巧妙控盐？

扫一扫，听音频

点外卖也要坚持低盐、低糖、低脂。

其实点外卖和在外就餐的性质很像。前面在外就餐中提到的建议在点外卖时也适合。在吃外卖时，以下内容可能有助于控盐、控血压。

吃盒饭时要注意什么

吃盒饭要注意盒饭的整体分量。如果是打包带走的盒饭，要选小盒的。因为小盒盒饭中的饭菜少，含盐量和热量相对较低。还要注意盒饭中的配菜，有鱼不吃畜禽肉，有清炖鱼不吃红烧鱼，咸菜要少吃。

吃面时要注意什么

吃面时尽量不喝面汤。那些即使在制作过程中不加盐的面品，其汤汁也是含盐的。而拉面和手擀面在加工制作时就已经加了盐，再加上汤汁里的盐，一顿饭下来，盐摄取量就会超标。

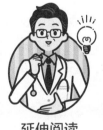

延伸阅读

什么是"三减三健"

国务院办公厅印发的《国民营养计划（2017—2030 年)》中提出：积极推进全民健康生活方式行动，广泛开展以"三减三健"（减盐、减油、减糖，健康口腔、健康体重、健康骨骼）为重点的专项行动。

067 高血压患者的晚餐要注意哪些方面？

扫一扫，听音频

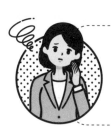

"大夫，据说晚餐摄入不当对血压也有不良影响，是真的吗？请问吃晚餐要注意什么？"

不过饱、不过荤、不过甜、不过晚。

不过饱	如果晚餐过饱，就会加重胃肠负担，容易使人失眠，引起血压升高、神经衰弱等
不过荤	晚餐经常吃荤食，患血脂异常、高血压的概率更高，甚至会引起并发症
不过甜	晚餐之后人的运动量减少，而运动有助于抑制糖转换成脂肪。晚餐摄入过多甜食会使体内的脂肪堆积，让人发胖
不过晚	据测定，人体排尿高峰一般在进食后4~5小时，晚餐过晚，会使排尿高峰推迟到午夜，而此时睡得正香，经常起夜会影响睡眠质量。而过晚用餐也容易导致体重增加，不利于控血压

068

为啥常吃素，血压还高？

扫一扫，听音频

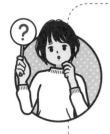

"大夫，我是一位体形较胖的高血压患者，为了减重、控制血压升高，我已经三个多月只吃素食，不吃肉了。但最近几次测血压发现，血压并没得到控制。这是怎么回事呢？"

饮食合理搭配更有利于降血压。

许多高血压患者体形较胖，通常医生会要求"清淡饮食、注意减肥"，于是有人干脆成了素食主义者。其实，这样不仅对稳定病情无益，对健康也不利，因为健康饮食的关键在于营养均衡。

长期吃素，易使体内的碳水化合物、蛋白质、脂肪比例失调，造成消化不良、记忆力下降、免疫力降低、内分泌和代谢功能紊乱，最终导致营养不良和贫血。

合理搭配饮食，可使膳食中提供的营养素和人体所需的营养保持平衡。即使是肥胖的高血压患者，膳食中也应该含有一定量的动物性食物，因为动物蛋白所含的氨基酸与人体需求更相符，是植物蛋白（除大豆及其制品）不能替代的。

高血压患者应建立正确的膳食观，在限盐的前提下做到饮食均衡，每天摄入一定的谷物、水果、蔬菜和动物性食品等，可以根据"中国居民平衡膳食宝塔（2022）"来规划自己的一日三餐。

069 少盐又健康的烹调方式有哪些？

后放盐；用酸味强化咸味以增加口感。

《中国居民膳食指南（2022）》建议，成人每人每天盐的摄入量不超过 5 克。重口味是从小形成的习惯，改变口味需要毅力。其实，掌握一些小诀窍，有助于改变重口味。

后放盐。烹饪时，不要先放盐，一定要在起锅前将盐撒在食物上，这样盐附着在食物表面，能使人感觉到明显的咸味，用盐量少但不影响口感。

用酸味"增"咸。刚开始低盐饮食时，如果觉得口味太淡，可用醋、柠檬汁、番茄等调味，既可以减盐，又可以让味道更好。

070 植物油比动物油健康，可以多吃吗？

不可以。

有些高血压患者认为，植物油中含有不饱和脂肪酸，对控制病情有益，不用控制其摄入量。但植物油同样是油，热量很高，如果不加以控制，很容易造成每日总热量超标。即使只食用植物油，正常人每天的摄入量也应在 25～30 克，高血压患者应限制在 25 克以下。

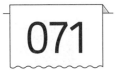

071

炒鸡蛋、烧茄子，如何减少用油量？

扫一扫，听音频

用平底锅或不粘锅做菜；避免煎炸。

炒茄子少油的窍门

1. 盐腌渍

把茄子切好，撒适量盐腌渍 5 分钟，再用手揉搓挤出水分，这样能破坏茄子的海绵质，减少吸油，而且烹饪时也不需要另外放盐了。

2. 清水浸泡

茄子切好后，放入清水中浸泡一会儿，加快茄子细胞壁软化，从而减少吸油量。

3. 焯水法

在炒茄子之前，先将其放进沸水中焯至半熟，捞出再炒就可以少放油了。

炒鸡蛋少油的窍门

炒鸡蛋用不粘锅，可以用刷子在锅底刷薄薄一层油，这样能减少用油量。鸡蛋液倒进去先不要翻动，待其凝固成块后再翻动。

072 控血压一定不能吃发酵面食吗？

扫一扫，听音频

并不是。

有人认为制作发酵面食如馒头等主食时，常会添加食用碱，这在无形中会增加钠的摄入量，认为高血压患者食用发酵面食会影响控血压。这种认识是片面的。在制作发酵面食时可改用酵母，以减少钠摄入。

073 五谷杂粮对降血压有帮助，可以完全代替细粮吗？

扫一扫，听音频

不能。

五谷杂粮虽好，但只吃粗粮不吃一点儿细粮并不好。五谷杂粮比细粮含更多的维生素、矿物质、蛋白质和膳食纤维等营养素，但五谷杂粮口感不太好。中国营养学会建议普通成年人每日粗杂粮摄入量占总谷类的1/4～1/2。对于高血压人群来说，每天摄入的全谷物和粗粮杂豆比例可稍高一些。但过量摄入粗杂粮可能会引起胃肠道不适。因此，日常饮食中要注意粗细搭配，这样才能使粗细粮中的营养互补。

074 怎样烹调肉类更有助控血压？

扫一扫，听音频

尽量采用蒸、煮、涮等烹饪方式。

传统上烹饪肉类时，常采用煎炸、红烧等方式。但煎炸肉类，由于高温容易使富含的脂肪酸转化为反式脂肪酸，不利于身体健康。应尽量采用蒸、煮、涮等方式烹调，不仅有助于减少脂肪摄入，还能保持肉质鲜嫩。另外，在烹调前可去除肉上附着的肥肉和皮等。

075 高血压患者能喝鸡汤补养吗？

扫一扫，听音频

不建议多喝鸡汤，这对于平稳血压作用不大。

炖鸡汤时，大多数调料、油脂、嘌呤都溶入鸡汤中，高血压患者常喝鸡汤，不但对调控血压不利，还有可能引发血脂异常、痛风。

076 奶制品含有脂肪，会不会升高血脂水平？

摄入适量奶制品对血脂并不会造成影响，严重的血脂异常合并心脑血管疾病患者可以选择脱脂奶。

牛奶能保护心血管，一方面是因为牛奶含有蛋白质、钙和钾，有助于改善高血压、胰岛素抵抗等心血管危险因素；另一方面是因为牛奶中某些类型的脂肪酸还有助于改善高密度脂蛋白胆固醇（也就是"好胆固醇"），抑制低密度脂蛋白胆固醇（也就是"坏胆固醇"），适量饮用不会升高血脂水平，并有减轻动脉硬化、预防心血管疾病的作用。少数血脂明显升高的人群可以选用脱脂奶。

077 乳糖不耐受的高血压患者如何喝奶？

可以喝酸奶、舒化奶，或少量多次饮用牛奶。

酸奶由牛奶发酵而来，牛奶中的大部分乳糖在发酵过程中被水解，因此相对牛奶来说，酸奶更适合乳糖不耐受的人。舒化奶中的乳糖酶能将牛奶中 90% 以上的乳糖分解，解决了乳糖不耐受人群不能喝牛奶的问题。乳糖不耐受的高血压患者还可以少量多次饮用牛奶，并与其他谷物同食，不要空腹饮奶，即可减轻肠鸣、胀气和腹泻的症状。

078 高血压患者能吃蛋黄吗？

能吃，伴高胆固醇血症的人少吃即可。

由于蛋黄富含胆固醇，很多高血压患者都不敢吃蛋黄，这是一个误解，只要不伴高胆固醇血症或是动脉粥样硬化性疾病，没有必要限制。每个人都应该摄入优质蛋白质，鸡蛋是营养价值很高的食物，如无特殊情况，强调吃全蛋。高血压患者如不并发高胆固醇血症，每天吃1个全蛋是合理的；如并发高胆固醇血症或有动脉粥样硬化时，每周可吃3~4个全蛋。

079 有没有能根治高血压的偏方和保健品？

"偏方治大病"的说法流传已久，但经不住推敲。

一旦患有原发性高血压，就需要终身治疗，因为目前还没有根治高血压的药物，用药目的是降低升高的血压，并不是根治高血压病，通过药物治疗以及建立健康的生活方式来控制高血压，让高血压患者更健康地生活。那些宣称"几个疗程治愈高血压""永不复发"的偏方都是无稽之谈。

080 有人说吃芹菜能降压，对不对？

没有任何权威机构、指南证实芹菜能降血压。

　　有人说芹菜含有丰富的钾，所以能够降压。这貌似有道理，但对比后发现，芹菜在含钾蔬菜排行榜上名次并不靠前，况且含钾量较高的食物只能说有利于控血压，而无法起到治疗效果。另外，芹菜含钠较高，烹调时要少放盐或不放盐。任何食物都无法取代药物，所谓的食疗只是在防治疾病时起辅助作用。

081 平时可以用果汁替代水果吗？

果汁不能完全替代水果。

　　水果是膳食纤维、钾、磷、维生素C、芳香物质的主要来源，适量摄入水果对调控血压有益。吃水果的健康意义之一，是为人体提供膳食纤维和多种维生素和矿物质，只喝果汁，摄入膳食纤维过少，不利于肠道健康。由于果皮富含膳食纤维等，因此，从营养角度考虑，食用水果最好不去皮；但考虑卫生问题，可以削皮食用。如果喜欢果汁，最好自己打制（不去渣）。市售果汁通常加了大量添加糖等，且不利于控血压、控体重，不建议选用。

082 朋友圈经常看到说玉米须煮水喝可以降血压，靠谱吗？

扫一扫，听音频

玉米须没有明显的降血压效果。

　　玉米须作为一种中药，有利尿、消肿的作用。对于高血压患者来讲，有一定的控血压作用，但并不能起到药物性的降压作用。想要长期控制血压，除了改善不良生活习惯，戒除不良嗜好，多数情况更需要药物治疗。

083 有人说高血压引起头痛，喝点酒能缓解，是这样吗？

扫一扫，听音频

虽然少量饮酒后短时间内血压会有所下降，但长期过量饮酒则会使血压明显升高，并加重高血压对心脑血管的损害。

　　过量饮酒是高血压发病的危险因素。研究表明，高血压患病率随着饮酒量增加而上升。饮酒后短时可使血管舒张，暂时性引起血压下降，但酒精会使心率加速，加重心脏负荷；酒精对血管壁的刺激和损伤容易导致血管硬化性改变，长此以往将导致高血压的发生和发展。饮酒还会减弱药物治疗的效果，诱发脑出血、心肌梗死等心脑血管意外。

084 喝醋究竟有没有降血压作用？

扫一扫，听音频

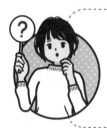

"大夫，我从广播上听到喝醋能够降血压，于是开始坚持喝醋，可是1年过去了，血压还是165/100mmHg。这是怎么回事呢？"

适量喝醋确实有益健康，但并不是说喝醋就能降血压。

醋是一种发酵的酸味液态调味品，多由糯米、高粱、大米等发酵而成。醋除含乙酸外，还含有多种氨基酸及微量元素。

醋能去腥解腻，能开胃、消食，增加食物鲜味和香味，使烹饪原料中钙质溶解而利于人体吸收。但没有实验证明喝醋能降血压、降血脂和软化血管。过量摄入醋还可能对口腔、食管和肠胃造成损害。

所以，喝醋要适量，不能靠喝醋来降压。

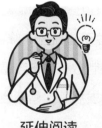

有助于控血压的调味料

葱、姜、蒜、花椒，人称"调味四君子"，在高血压患者的日常饮食中可适当加入，不仅能调味、杀菌，还有利于控制用盐量。

延伸阅读

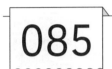 **高血压患者到底要不要多喝水？**

扫一扫，听音频

科学饮水对稳定血压有积极作用。

1. 早晨饮水很重要

因为人在夜间饮水较少，但新陈代谢并未停止，水分不断流失，导致血液浓缩、血流速度减慢，对于中老年高血压患者来说，早晨易引发血栓形成。因此，高血压患者在早晨起床后，最好喝一杯水，晨练后再适当喝些水，这样能够降低血液黏度，预防脑血栓等疾病。

2. 饮水要少量多次

有的人每天喝水量是够的，但都集中在一次喝，这样做是不合理的，可能会引起血压的一过性突然升高，对稳定血压不利。高血压患者常合并水钠潴留，短时大量饮水会加重水钠潴留。饮水要少量多次，每次喝200毫升左右，《中国居民膳食指南（2022）》指出，在温和气候条件下，低身体活动水平，成年男性每天喝水1700毫升，成年女性每天喝水1500毫升。推荐喝白开水，不用饮料代替白开水。

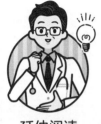

延伸阅读

如何判断饮水量是否适宜

可以通过观察尿液的颜色来简单判断饮水量。正常人的尿液呈浅黄色，如果尿液颜色偏深，说明需要多补充一些水分，反之，可能饮水有点多。当然，尿液颜色跟服药、疾病、饮食等也有关系，高血压患者要正确估量，做到合理饮水。

086 怎样通过营养标签识别食物是否适合高血压患者？

扫一扫，听音频

要特别关注营养标签中钠的含量。

　　加工食品中的含盐量会因工艺的变化而变化。我国颁布的《预包装食品营养标签通则》（GB28050-2011）中规定，在食品标签的营养成分表上需标明钠含量。在购买加工食品时，只要查看营养成分表，就可以知道食品中的钠含量了。一般而言，钠超过 30% 营养素参考值（NRV）的食品要少买少吃。

营养成分表

项目	每 100 克	NRV %
能量	2063 千焦	25%
蛋白质	4.6 克	8%
脂肪	21.0 克	35%
反式脂肪酸	0 克	
碳水化合物	71.0 克	24%
钠	750 毫克	38%
这份食品每 100 克含盐量为 750 毫克，超过 30% NRV，因此最好慎食		

087 很多人说绿茶能降压，可以多喝吗？

扫一扫，听音频

绿茶有一定的降压作用，但并不意味喝绿茶多多益善。

医学研究发现，绿茶中含有黄酮醇类抗氧化物质，有降压作用，平时适量饮用有助于控血压。但这并不意味喝绿茶多多益善。高血压患者饮茶必须适量，而且忌饮浓茶。茶叶中富含咖啡因等，饮用浓茶后可引起血压上升，而且浓茶中的茶碱有可能引起大脑兴奋、失眠、心悸等。此外，吃降压药不宜用茶水送服，以免降低药效。

088 怎样吃坚果更有益于血管健康？

扫一扫，听音频

每天控制在 25 克左右，选原味。

坚果中富含蛋白质、不饱和脂肪酸、维生素 E、B 族维生素、硒、钙等，适量摄入确实有益血管健康。但其脂肪含量高达 40%～70%。因此，高血压患者吃坚果时一定要注意量，不能多吃，每天控制在 25 克左右。

需要注意的是，高血压患者不宜吃盐焗类、油炸类坚果，以原味焙烤、水煮为佳。

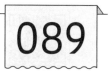

089 | 高血压患者能喝咖啡吗？

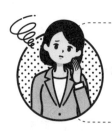

"大夫，我以前有喝咖啡的习惯，后来因为高血压不敢喝咖啡了，咖啡到底还能不能喝？"

有喝咖啡的习惯，且喝完没有任何不舒服的感觉，可以适量饮用。

咖啡含有的咖啡因能够增强血管紧张素活性，增加肾上腺素和去甲肾上腺素的分泌，引起全身血管收缩，可能会使部分人出现心悸、血压波动等。

研究表明，每天喝适量咖啡没有问题。欧美权威机构发现，健康成人每天喝 1 ~ 2 杯（1 杯 150 毫升左右）咖啡对身体无害。高血压患者不宜多喝咖啡，每天不宜超过 150 毫升，特别是不能喝浓咖啡。

另外，喝咖啡时还要注意以下几点。

首先，要注意咖啡中的添加成分，如奶油、糖、咖啡伴侣等，这些成分不利于心血管健康。可以添加牛奶以改善口感。

其次，建议与进餐时间间隔 30 分钟以上，以免影响食物中钙、铁、维生素 B_6 的吸收。

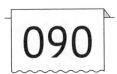

090 高血压合并糖尿病，还能吃水果吗？

扫一扫，听音频

在血糖平稳的情况下，可以适量食用低糖水果。

只有空腹血糖在 7.0 毫摩 / 升（126 毫克 / 分升）以下、餐后 2 小时血糖在 10 毫摩 / 升（180 毫克 / 分升）以下、糖化血红蛋白在 7.0% 以下，且病情稳定、不常出现低血糖的高血压合并糖尿病患者才可以吃水果。

建议高血压合并糖尿病患者每日食用水果的量不宜超过 200 克，同时应减少半两（25 克）主食的摄入，以使每日摄入的总热量保持不变。

推荐选用	每 100 克含糖量 <10 克的水果，比如西瓜、柚子、柠檬、青梅、李子、枇杷、草莓等
慎重选用	每 100 克含糖量 11～20 克的水果，比如芒果、橘子、蓝莓、苹果、鸭梨、葡萄、菠萝等
不宜选用	每 100 克含糖量 >20 克的水果，比如山楂、冬枣、香蕉、火龙果、百香果、椰子等

嘴馋想吃零食怎么办？

扫一扫，听音频

零食可以有选择地吃，并控制量。

高血压患者并非完全不能吃零食。高血压患者选择的零食应有以下特点：一是天然、无加工或少加工；二是低盐、低脂、低糖，少添加剂；三是不会明显升高血压。

高血压患者可以选择的零食

原味坚果（少加工）	15～25 克 / 天
牛奶或原味酸奶	200～300 克 / 天
杂粮饼干	<25 克 / 天
无添加水果干	10～20 克 / 天
加工程度低的麦片	30 克 / 天
原味豆腐干	40 克 / 天
低盐烤海苔	15 克 / 天

092 洋葱、辣椒能不能降血压？

扫一扫，听音频

洋葱、辣椒不能直接降血压。

洋葱含有前列腺素 A，前列腺素 A 能扩张血管，理论上可降压，减少外周血管阻力并增加冠状动脉的血流量，预防血栓形成。可这是前列腺素 A 的作用，并不是洋葱的作用，因为一个洋葱中前列腺素 A 的含量很少，根本不可能依靠吃洋葱来降血压。当然，吃洋葱对控血压有积极意义。

辣椒含有辣椒素，辣椒素能够促使人产生灼热疼痛的感觉。一些研究提示，吃辣椒可能利于预防心血管疾病。但辣本身就是一种刺激，吃完辣椒不舒服尤其是胃肠不舒服的人，最好不要食用。

093 多喝葡萄酒能帮助降血压吗？

扫一扫，听音频

有的人认为高血压患者可以多喝葡萄酒，因为葡萄酒里含有白藜芦醇，可以防治血管老化。但目前的研究显示，白藜芦醇是否可以为高血压带来益处尚存争议，而酒精对于健康的不利影响则十分明确。

所以高血压患者对任何来源的酒精的摄入都应该严格限制，葡萄酒也不例外。有喝葡萄酒习惯的高血压患者也请将每天饮用量控制在 1 两（50 克）内。

094 中医药膳对调理高血压作用究竟大不大？

扫一扫，听音频

中医药膳对改善高血压症状、平稳血压有一定作用，但不能根治高血压。

中医学并没有"高血压"这个病名。中医认为高血压无外乎风、火、痰、瘀，多为上实下虚，虚实夹杂。肝肾不足为虚，肝阳上亢为实。早期多为实证或虚实夹杂，晚期常以虚证为主。

中医药膳调理原则多以平肝熄风、清热平肝、补肝益肾、活血通脉等为主。药膳调理以辨证为基础，强调整体治疗，在改善症状方面比较有优势。

我们常说"药食同源"，中医药膳调理在高血压防治工作中应该有更大的发挥空间。西药主要在大中动脉层面发挥降压作用，降压作用比较强大。但长期高血压患者由于中小动脉的硬化性改变，导致远端微循环层面也出现了一定程度的功能障碍，这时中医药膳调理可以发挥独特作用。

095 哪些食物可以减少降压药的不良反应？

扫一扫，听音频

富含钾的食物。

治疗高血压时，常将降压药与利尿剂配伍使用，有些利尿剂在排出钠和水分的同时，也把钾排掉了，钾流失过多会引起乏力、肌肉麻痹、感觉迟钝等症状。因此，在服用利尿剂期间，高血压患者应多吃富含钾的食物，如西瓜、红豆、大豆、葡萄、番茄、菠菜、香蕉等。

096 哪些食物高血压患者不宜多吃？

扫一扫，听音频

油条：高热量、高钠。

香肠：高脂肪、高热量。

腊肉：高盐、高脂肪、高热量。

动物内脏：高胆固醇。

果脯 / 蜜饯：高含糖量、高盐。

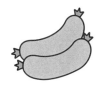

097 降血压，食疗可以代替药物吗？

不可以。

有些人对高血压药物长期治疗存在顾虑，认为药物伤肝伤肾，实际上降血压是为了保肝护肾。多数降压药本身是扩血管药，能改善肝脏和肾脏的血液供应，改善肝肾功能。血压升高才是伤肝肾的元凶。长期高血压可引起肾动脉硬化，导致高血压肾病，严重者会诱发尿毒症。所以服用降压药是为了保护肝肾，减少并发症，把高血压的危害降到最低。

不少食物虽然含有调节血压的物质，但只能作为辅助手段，并不能取代降压药的作用。

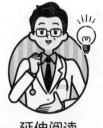

延伸阅读

红酒泡洋葱，代替药物得不偿失

网上流传着一个帖子，说红酒泡洋葱能够治疗高血压，这其实有很强的误导性。

适当食用洋葱对保护心脑血管有一定作用，但红酒泡洋葱属于食疗，只能起到保健作用，不能完全取代药物。所有规范上市的处方药都经过了大量临床试验，治疗作用有循证医学为依据。而民间口口相传的食疗方缺乏大规模严谨的人群试验，效果有待考证，不可轻信。

第四章

运动篇

控血压不反弹，哪些运动最有效

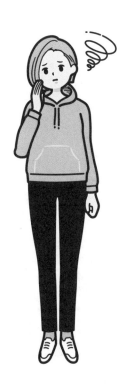

一图读懂本章要点

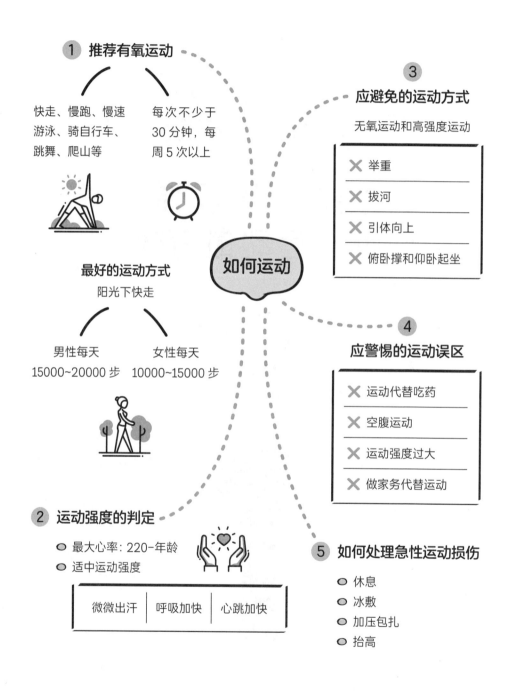

1 推荐有氧运动

快走、慢跑、慢速游泳、骑自行车、跳舞、爬山等

每次不少于30分钟，每周5次以上

最好的运动方式
阳光下快走

男性每天
15000~20000步

女性每天
10000~15000步

如何运动

3 应避免的运动方式

无氧运动和高强度运动

- ✕ 举重
- ✕ 拔河
- ✕ 引体向上
- ✕ 俯卧撑和仰卧起坐

4 应警惕的运动误区

- ✕ 运动代替吃药
- ✕ 空腹运动
- ✕ 运动强度过大
- ✕ 做家务代替运动

2 运动强度的判定

- ○ 最大心率：220-年龄
- ○ 适中运动强度

| 微微出汗 | 呼吸加快 | 心跳加快 |

5 如何处理急性运动损伤

- ○ 休息
- ○ 冰敷
- ○ 加压包扎
- ○ 抬高

098 不喜欢运动，会导致血压升高吗？

扫一扫，听音频

年轻时缺乏锻炼，会增加未来患高血压的风险。

有研究发现，那些锻炼少、体质差的人罹患高血压的风险较高。即使考虑吸烟、年龄、性别、胆固醇水平和饮食情况等影响因素，年轻时缺乏锻炼与日后易患高血压也存在一定关联。研究还发现，年轻时加强锻炼可大大降低未来患高血压的风险。

运动降血压的机制主要有以下几点。

运动训练可降低交感神经的紧张性。

运动训练可改善血管扩张和血管顺应性，促进排钠排尿。

运动训练可提高机体血浆中前列腺素 E 的水平，前列腺素 E 是一种舒张血管的因子。

运动训练可改善机体糖代谢和脂代谢。

长期运动可减慢心率、维护健康体重、改善心肾功能。

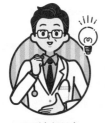

延伸阅读

久坐的危害

久坐指每天 8 小时以上坐着不动，很少活动。《美国心脏病学会杂志》发表的一项研究报告显示，每天坐超过 8 小时的人，相对于坐少于 4 小时的人来说，死亡风险升高 52%，久坐的人比运动的人全因死亡风险高 80%、心血管风险高 107%。不运动会明显增加心血管疾病风险。

099 为啥推荐高血压患者多进行有氧运动？

扫一扫，听音频

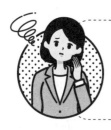

"大夫，为什么有氧运动是高血压患者的首选？有氧运动对帮助控血压有哪些好处？"

长期坚持有氧运动，可以降低心脑血管疾病的发病率，有利于控血压。

运动时，肌肉收缩需要大量能量和氧气。因为氧气的需求量增加，所以心脏的收缩次数及心输出量、呼吸次数、肺扩张程度等都增加。持续运动使肌肉长时间收缩耗氧，心肺就必须努力地给肌肉提供氧气，并运走肌肉中的代谢废物。这种持续的需求可提高心肺耐力。

长期坚持有氧运动能增加横纹肌数量和体积，横纹肌增多能提高人体基础体温，从而提高机体抵抗力。长期运动有助于增强大脑皮质的工作效率，增加脂肪消耗，防止动脉硬化，降低心脑血管疾病的发病率。

高血压患者长期进行有氧运动，除运动本身具有降血压作用外，通过运动还有利于维护健康体重、改善机体代谢、调控血压。

高血压患者可选择的有氧运动项目有：快走、慢跑、慢速游泳、骑自行车、跳舞、爬山等。以时间为参考，每次运动不少于 30 分钟，每周不少于 5 天，才利于血压、血糖、血脂的控制。

100 为啥高血压患者首推阳光下快走？

扫一扫，听音频

对于高血压患者而言，快走是一项非常适宜的有氧运动，除准备一双舒适的鞋之外，不需要任何特殊装备。

生命在于运动，快走（学术上称为健走）是一种适量运动，能促进降血压。

快走不受年龄、性别、体力等方面的限制，也很少受场地限制，是一种简便易行、适合不同人群的有氧健身活动。快走虽然运动强度比较小，但可以持续较长时间，能收到更好的健身运动效果和辅助降压作用。

高血压患者特别推荐阳光下运动，充足的阳光会促进活性维生素 D 的合成，有助于钙吸收和利用。钙离子可使血管平滑肌松弛、血管舒张而降压，还可以对抗高钠所致的尿钾排泄，而钾离子对稳定细胞膜有重要作用。

快走是介于散步和竞走之间的一种中低强度的运动方式。当达到微微气喘、心跳加快，呼吸加快但还能说话交流的状态时，热量消耗是普通走路的 10 倍以上。建议每次快走 30 分钟以上，或者每次至少 10 分钟，全天可以累计。建议男性每天可快走 15000~20000 步；女性每天可快走 10000~15000 步。

高血压患者在快走时应循序渐进，逐步增加快走速度和运动量，以达到最佳的降压效果，快走速度建议控制在 100~130 步 / 分。

101 所有高血压患者都适合运动疗法吗？

扫一扫，听音频

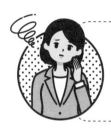

"大夫，我平时血压偏高，但没有其他合并症，这种情况下可以做运动吗？哪些项目是首选？"

收缩压不超过180mmHg、舒张压不超过110mmHg，即处在轻中度高血压阶段，且血压控制良好的高血压患者，适合开展运动干预。

血压值如果过高，首先需要服用降压药使血压达标，再开始进行运动干预。如果血压控制不达标前开展运动，要严格控制运动强度，并坚持循序渐进原则。运动前做心肺功能运动试验或咨询医生，接受体检后，选择适合自己的运动项目和运动强度。

进行运动干预前，还应确定是否患有高血压以外的疾病。如果患有心脏病、糖尿病、肝脏疾病、呼吸系统疾病等，需要特别注意，要在相关疾病控制平稳后再开展康复运动。

另外，如有骨关节病症，也需引起注意。肥胖人群建议减重后再开始运动，特别是肥胖的中老年高血压患者，膝关节功能往往减退，建议减重10%~20%后再开始实施运动计划，以免造成膝关节损伤。

102 哪些运动项目不适宜高血压患者？

扫一扫，听音频

瞬间发力的无氧运动和高强度运动。

高血压患者不适合做无氧运动。如举重、引体向上、俯卧撑和仰卧起坐等都属于无氧运动。短时间内屏住呼吸会因肌肉的强力收缩压迫血管，使血压骤升。像这类瞬间发力的运动就不适合高血压患者。

运动期间由于耗氧增加，心输出量增加，血压上升。尤其高强度运动可能导致血压大幅增高，高血压患者不宜进行高强度运动。

103 运动前要做哪些必要检查？

扫一扫，听音频

实施运动计划前做一次心肺功能运动试验或是全面体检尤为重要。

心肺功能运动试验是慢性病患者开展康复运动前的一种评估工具，医生会根据患者试验结果给出合理的运动处方或是运动建议。合并冠心病的患者，一定不要漏查运动心电图，即在骑脚踏车或活动平板上行走时进行心电图监测与记录，如果查出劳力性心肌缺血，则需要在医生指导下开展康复运动。康复运动强度以不诱发心绞痛为原则。

没有条件开展心肺功能运动试验的高血压患者可以做一次健康体检，依据健康体检情况遵医嘱开展健身运动。

运动减重，
是否一定要出汗？

扫一扫，听音频

出汗与减重没有绝对关系，并不是出汗越多，减重效果越好。

运动时体温升高，身体为了保持正常体温，会通过排汗来调节。汗水里 98% 都是水分，而脂肪是不会转化为汗水排出来的。大家应警惕引起大量出汗的减重方法，这种方法虽然会帮助快速减重，但减去的体重实际上是水的重量而不是脂肪，这样减重易反弹。建议通过有氧运动和力量训练来减重，有氧运动消耗热量，力量训练增加肌肉量，这样可以提高基础代谢率，达到持久减重的目的。但需要强调的是，单纯运动减重效果不佳，超重和肥胖的关键原因是热量摄入过多，因此必须依靠减少热量摄入实现减重。

105

日常生活中怎么判断
运动量够不够？

扫一扫，听音频

可以根据下面几点简单判断自己的运动量是否合适。

一天之内合计步行时间不到 1 小时。

即使步行 20 分钟即可到达目的地，也开车或搭乘公共交通工具。

即使只到 6 楼，也不走楼梯而选择乘坐电梯。

106 体重超标的高血压人群适合做什么运动？

扫一扫，听音频

游泳和散步是体重超标的高血压人群适合的运动方式。

体重超标的高血压患者运动时心率和血压反应性往往比较快，短时就可能导致血压明显上升，为此，无论开展何种运动，一定要严格控制运动强度和运动量。

考虑到体重超标对膝关节的损伤问题，首选的运动方式是游泳，尤其要减少或是避免跳跃类、爬山爬楼运动。

常言"饭后百步走，活到九十九"，散步是一项简单而有效的有氧运动。餐后 30 分钟后散步，适用于各期高血压患者，特别适合老年人及肥胖者，但散步运动强度小，降压作用比较有限。

步行分为慢速、中速、快速。慢速以每分钟 60~70 步为宜；中速以每分钟 80~90 步为宜；快速为每分钟 90 步以上，每小时步行 4000 米。步行时可进行有节奏的摆臂扩胸动作，锻炼效果更好。血压控制良好的超重高血压患者建议尽量提高步行速度，以增强控压效果。

107 不同年龄段的高血压患者适合做哪些运动？

扫一扫，听音频

青年高血压患者

除了血压未得到有效控制者，青年高血压患者适宜进行各种运动项目，只是不宜参加激烈的竞技比赛运动和单纯力量性抗阻运动。

中年高血压患者

一般的运动方式都适合中年人，快走、慢跑、骑自行车等都是很理想的项目。中年人工作繁忙，最好与日常工作和生活相结合，快走是一种合适所有人的运动。

老年高血压患者

老年高血压患者应选择自己能耐受且能使全身得到锻炼的项目，比如广播体操、太极拳、慢跑、快走等。老年人的运动时间较为充裕，可以选择运动强度低、运动时间长的项目。老年人往往伴有其他慢性病，特别是伴有冠心病、糖尿病的老年高血压患者，要注意运动时间和强度，任何运动以不诱发心绞痛和低血糖为原则。冠心病患者要随身携带硝酸甘油或是速效救心丸，糖尿病患者要携带巧克力等，以备紧急情况使用。

108 运动强度越大，控血压效果越好吗？

扫一扫，听音频

"大夫，我是一位 42 岁的高血压患者，平时身体不错，也在坚持用药。用药的同时，还通过饮食和运动来控制血压。有一次，我快跑的时候感觉明显不适，一量血压，收缩压 190mmHg，而以前从来没出现过这么高的数值，这是怎么回事呢？"

高血压患者不宜进行高强度运动。

高血压患者应该结合心率和自我感觉找到适合自己的运动方式和运动强度。虽然运动应该坚持，但生病或不适时要暂停运动；在运动过程中若出现任何不适，也应该立刻停止。剧烈运动、过量运动会让血压突然快速升高，容易引发脑出血或是诱发急性心肌梗死。高血压患者应该坚持有氧运动，中等强度且持续时间长的有氧运动更有利于控血压，运动后维持降压时间长短与运动时间长度成正比。

参加有氧运动应达到一些要求，为了方便记忆，将其归纳为 4 个数字：1、3、5、7。

1	3	5	7
每天至少运动 1 次	连续运动不少于 30 分钟	每周确保运动 5 天	运动时的适宜心率 = 170 − 年龄

可以通过测心率和评价身体活动强度来判断。

最适合减重的心率

心率要达到目标心率才有燃脂减重的作用，目标心率可根据最大心率算出，每个人的静息心率不一样，所以最大心率也不同。一般可以用卡氏公式计算，即运动时的最大心率等于 220 减去年龄。一般来说，可根据最大心率将心率分为以下 5 个区间。

热身	燃脂减重	有氧耐力	无氧耐力	极限
50%~60%	60%~70%	70%~80%	80%~90%	>90%

经研究发现，当心率保持在第 2 区间，即 60%～70% 时，燃脂减重效果最佳。

身体活动强度

身体活动强度指单位时间内身体活动的能耗水平或对人体生理刺激的程度，分为绝对强度和相对强度。国际上通用的表示绝对强度的单位是代谢当量（MET）；相对强度属于生理强度范畴，一般以最大心率的百分比来表达。

运动强度	代谢当量（MET）	自我感觉	运动形式
低强度	<3	运动中能轻松自如地谈话、唱歌，心跳、呼吸没什么变化，不出汗	做家务、侍弄花草、提笼遛鸟、散步、打太极拳、钓鱼等
中强度	3~6	需用力但仍可以在活动时讲话	快走、爬楼梯、跳舞、演奏乐器、游泳、打网球、打高尔夫等
高强度	7~9	需要更用力，心跳更快，呼吸急促，讲话吃力	跑步（5千米/时）、快速蹬车、比赛训练或重体力活动（如举重、搬重物）等

适中运动强度的生理表现

表现一：运动过程中微微出汗，呼吸和心跳稍有加快，呼吸不急促，不影响正常对话。

表现二：运动结束后，心率可在5~10分钟恢复正常。如果运动后，休息10~20分钟心率仍不能恢复正常，且出现疲劳、心慌、食欲减退、睡眠不佳等情况，则为运动量过大，应该酌情减少运动量；反之，在运动中可以自如唱歌，运动后呼吸没有加快、没有出汗，心率无明显变化或者在2分钟内迅速恢复，则表示运动量不足，可适度增加。

表现三：运动后感觉稍累，没有持续的疲劳感或者其他不适感，即便出现疲乏倦怠或肌肉酸痛，也可在短时间内消失。

表现四：运动后食欲和睡眠良好。

110 如何处理急性运动损伤？

扫一扫，听音频

"RICE"法则教你第一现场处理运动损伤。

R——Rest（休息）

在平时的运动中，一旦受伤，首先要立即停止运动，休息。这样做能抑制肿胀和炎症，控制出血。咬牙坚持只会让伤情变得更糟，以后恢复也会更困难。

I——Ice（冰敷）

对于一些急性创伤，在第一时间进行冰敷，帮助局部血管收缩，降低组织新陈代谢速度，减轻局部水肿，抑制炎症。注意不要让冰块直接和皮肤接触，并且每敷 15~20 分钟要休息半小时左右。

C——Compression（加压包扎）

在冰敷间歇，可以对伤处进行加压包扎。加压包扎有利于止血，并能促进瘀血吸收。

E——Elevation（抬高）

将受伤部位如脚踝，抬高至高于心脏的位置，可以促进伤处消肿、减少因重力而回流至伤处的血液，减轻内出血，加速恢复。视恢复程度不同，伤后的 1~3 天里尽可能抬高伤处，还应避免用太热的水洗澡。

111　每天慢跑半小时真能降血压吗？

扫一扫，听音频

慢跑有助于降血压、减体重。

对于高血压患者来说，在血压控制良好的基础上开展健身运动，有助于降血压，长期坚持还能减少降压药的用量。尤其是新发高血压患者，坚持慢跑能逆转高血压状态。

慢跑是比较适宜的有氧运动项目，对场地要求不高，不需要任何运动设施，也不需要昂贵的器材，只要有一双运动鞋就可以了。慢跑既不剧烈，又可随时调整运动量。慢跑能增强人体的心肺功能，促进新陈代谢，维护健康体重。慢跑时长可以由少到多，每次以 15～30 分钟较适宜。要注意的是，跑速要慢，不可随意加速。另外，合并有冠心病的患者，运动以不诱发憋闷等心肌缺血现象为原则。

112　做家务能代替运动吗？

扫一扫，听音频

不能代替全身运动。

因为家务劳动虽然烦琐、累人，但实际上消耗的热量并不多，属于轻体力活动，且常以局部运动为主，不能代替全身运动。因此，高血压患者还是要安排单独的时间进行健身运动。如果碰到恶劣天气，可以适当通过做家务或室内运动来增加运动量。

113 寒冷或高温天气，怎样运动安全又有效？

扫一扫，听音频

寒冷的冬季和炎热的夏季，都是高血压意外的高发季节，所以高血压患者在夏天和冬天特别要讲究运动的方式方法。

高血压患者冬天怎样运动才安全

冬天，高血压患者应该减少户外活动，但要保持适当的体育锻炼。冬天室外运动（如散步）应该选择一天中阳光充足的时候，遇骤冷、大雪、大风等天气时，宜在室内活动。

高血压患者离开温暖的房间来到户外之前，应先在楼道、楼梯口或开小缝的门口停留片刻，适应室内外的冷暖变化。

高血压患者夏天怎样运动才安全

夏天血压波动主要是炎热造成的，主要对策就是避暑降温，室温保持在 24～26℃为宜。如果身体条件允许，游泳是高血压患者夏天运动和防暑的好选择。但不要忘了下水前的准备工作，包括把身体活动开以及逐步适应水温等。

运动过程中，要养成少量多次饮水的习惯，不要一次性大量饮水，也不要等到口渴才喝水。建议一次喝 4 口水，一般成人每口水约 50 毫升。

114 如何利用碎片化时间来运动？

每天"增加 10 分钟"的运动量。

很多人不愿意运动的主要原因是没有时间。其实在日常生活中，高血压患者应学会每天增加 10 分钟的运动量，日积月累，积少成多，就会起到改善高血压的作用。

10 分钟可以从走 1000 步左右开始。一般情况下，持续一年的"增加 10 分钟"活动，体重可以减轻 1.5 ~ 2 千克。

健身活动最好与日常工作和生活相结合。在"增加 10 分钟"活动中，最有效的就是通勤途中在目的站的前一站下车，然后走到目的地。另外，在家附近购物时尽量步行，不坐电梯，养成走楼梯的习惯。

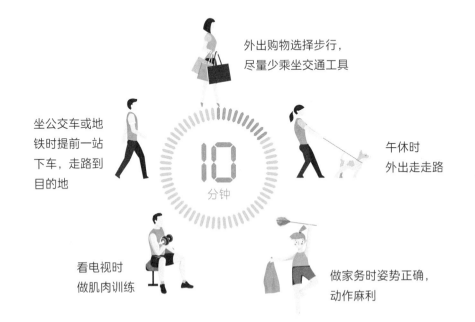

外出购物选择步行，尽量少乘坐交通工具

坐公交车或地铁时提前一站下车，走路到目的地

午休时外出走走路

看电视时做肌肉训练

做家务时姿势正确，动作麻利

115 高血压患者能不能游泳？

扫一扫，听音频

游泳对高血压患者有好处，但游泳的速度不宜过快。

游泳不仅能全面提高人的心肺功能，还能有效缓解大脑的紧张程度。对于体重超标的高血压患者，游泳运动不会增加膝关节负荷，特别适合这类患者。

高血压患者游泳时要注意运动强度，游泳的运动量是比较大的，所以每次游泳的速度不宜太快。另外，最好是血压得到良好控制后开展游泳运动，以免增加脑卒中风险。

游泳前要做好热身活动，用冷水擦浴，做肢体伸展运动，使肌肉关节活动开，防止受伤及意外事件发生。

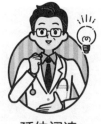

延伸阅读

高血压患者夏季游泳的好处

夏季，高血压患者做好防暑降温很重要。游泳不仅有降温消暑的功效，还可以消耗过剩的热量，减少体内脂肪堆积，有强身健体的功效。

116 晨练好还是暮练好？

扫一扫，听音频

有氧运动应选择在黄昏、晚饭前。

早晨，从睡梦中醒来，机体内环境还不太稳定，血压波动也比较大。另外，夜间长时间睡眠，体内容易缺水，血液较黏稠，血栓形成的风险增加。对于高血压患者来说，晨间不是健身运动优选时段，理想的运动时段应选择在黄昏、晚饭前。此时机体内环境适应周围环境、调节性较强，尤其是傍晚太阳下山前一段时间，空气质量好、悬浮粒子比较少，阳光也比较温柔，适合做较长时间的阳光下运动。睡前不宜做大量、剧烈的运动，以免过度兴奋影响睡眠。

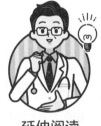

延伸阅读

学会提高运动的积极性

1. 列出每日计划，最好把计划写下来，并放在醒目的地方，每天提醒自己。

2. 跟朋友结伴进行锻炼或选择自己感兴趣的运动项目，这样锻炼时既不会感到枯燥，又容易坚持。

3. 可以各种运动项目交替进行，如果长时间进行同一种运动，容易失去兴趣。

117 郊游是一种运动吗？

郊游也是一种不错的运动。

天气晴朗时，高血压患者可以跟家人、朋友或同事一起去有山有水的地方郊游。投入大自然的怀抱也是调节心情的好办法。高血压患者可以尽情享受郊外新鲜的空气。

郊游时，不要选择危险的路线。可以乘坐公共汽车到半路下车，或者选择走单程；上坡时步行，下坡时利用交通工具。这样既能达到运动的目的，又比较安全。轻装上阵，随身携带食品和水，以便及时补充体力。

118 运动时应选择什么样的服装？

要随季节、天气等来选择服装。

冬季要选择保暖的服装，最好选择多层的薄衣，在运动过程中如果感到热，可以脱掉几件。最外层最好穿羊毛制品等透气性较好的保暖服装。外出时戴好耳套、手套等。

在暖和的季节，最好选择轻柔、透气性好的服装。夏季最好戴轻便的遮阳帽，防止阳光直射，避免晒伤。

119 雾霾天不建议外出，选择哪些室内运动比较好？

扫一扫，听音频

可以利用室内运动项目和强度稍大的家务劳动临时代替户外运动。

除了选择室内跳绳、做广播体操、瑜伽等运动，还可以做一些强度稍大的家务劳动，如擦地板、拖地、整理衣柜等，也可以一边做家务一边运动。

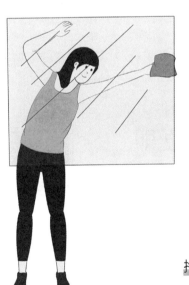

擦玻璃时能做的运动
双脚分开站立，一边吸气一边弯曲双腿，边吐气边伸直双腿擦玻璃。

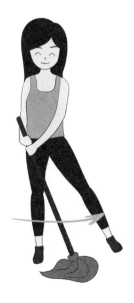

拖地时能做的运动
吐气，双腿分开，双手扶拖把，一腿侧平举；吸气，把腿收回。两腿轮流交换做相同动作。

120 运动中如何补水？

别等到口渴再喝水。

高血压患者在运动过程中，除了消耗热量外，还要消耗大量的水分及一些矿物质，若不及时补充，可能会导致机体缺水。因此，在运动过程中，经过一段时间（如 30 分钟左右）要主动补水，而不是等到口渴再喝。

运动时间较短时，矿泉水、淡茶水较适合。如果运动时间超过 1 小时、运动量较大、出汗较多时，最好少量喝点淡盐水，补充丢失的钠离子，但不要一口气喝太多，避免盐分摄入过多。

121 运动后是否要立即休息？

不要立即停下来休息。

运动后最好不要立即坐下来休息，应再进行 15 分钟的拉伸运动、慢走、按摩等，待心率、血压下降至正常水平后，再进行休息。

122 如何预防运动中出现低血糖？出现低血糖怎么办？

扫一扫，听音频

尽量避免在完全空腹的状态下做运动，运动中若出现不适，及时就医。

高血压患者要定期测量空腹、餐后 2 小时血糖，在血糖平稳的情况下，餐后 1 小时开始运动。运动前备好糖果、点心类零食，防止运动中出现低血糖，导致低血糖性损害。

运动中如出现虚弱乏力、出汗、心悸、颤抖、头痛、头晕等反应，应警惕是否为低血糖反应。

运动中一旦发生低血糖，应立即停止运动并服用糖块或含糖食物，如果服糖后低血糖仍不能缓解，应尽快前往附近医院救治。

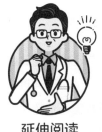

延伸阅读

空腹运动容易引起低血糖

空腹运动会导致低血糖、乏力，产生强烈的饥饿感，长时间低血糖有可能对大脑造成不可逆的损伤，如记忆力减退、反应迟钝等，甚至发生意外。

123 运动疗法能代替药物治疗吗？

扫一扫，听音频

不能。

    运动不能作为单独的降压治疗方法，只能作为高血压综合治疗中的一个重要组成部分，运动替代不了药物治疗。当然，经过一段时间的适度运动后，高血压患者可以请医生根据近期的血压情况，调整原有的用药剂量和方案，但切忌自行停药、换药。

    2～3年内新发生的高血压以及部分新发现的持续性高血压，如果血压处于一级高血压状态，可以采取有氧运动，特别是阳光下快走的方式作为主要干预手段，并且严密监控血压控制效果，如果效果良好，可以长期坚持。

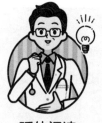

延伸阅读

参加锻炼要持之以恒

    如果锻炼断断续续，则很难获益。有规律的运动可产生更好的控压效果。在日常运动干预中，可以通过运动后睡眠良好、第二日晨起无明显疲劳感觉、情绪正常或者更好等自我感觉来判定运动强度是否适宜。

第五章

生活篇

哪些生活细节
有助血压不飙升

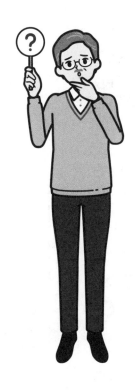

一图读懂本章要点

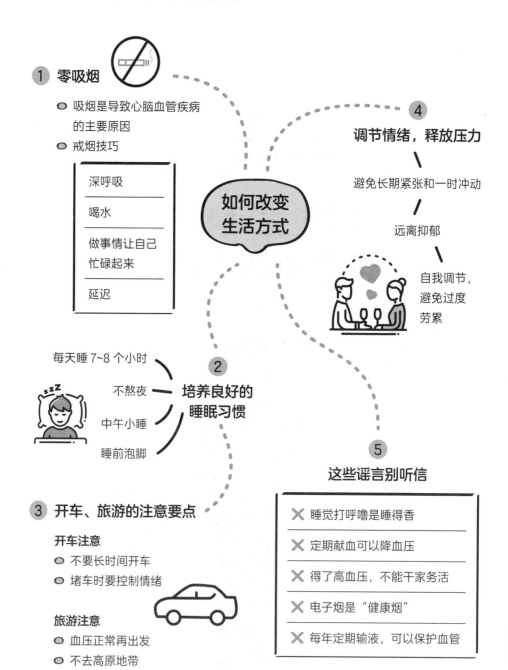

1 零吸烟
- 吸烟是导致心脑血管疾病的主要原因
- 戒烟技巧

深呼吸

喝水

做事情让自己忙碌起来

延迟

如何改变生活方式

4 调节情绪，释放压力

避免长期紧张和一时冲动

远离抑郁

自我调节，避免过度劳累

每天睡 7~8 个小时

不熬夜

中午小睡

睡前泡脚

2 培养良好的睡眠习惯

5 这些谣言别听信

3 开车、旅游的注意要点

开车注意
- 不要长时间开车
- 堵车时要控制情绪

旅游注意
- 血压正常再出发
- 不去高原地带
- 不做高风险运动

✗ 睡觉打呼噜是睡得香

✗ 定期献血可以降血压

✗ 得了高血压，不能干家务活

✗ 电子烟是"健康烟"

✗ 每年定期输液，可以保护血管

124 都说得了高血压要戒烟，怎么才能轻松戒掉？

扫一扫，听音频

吸烟是导致冠心病的重要危险因素，吸烟和高血压都是动脉粥样硬化斑块形成的始动因子和导致斑块破裂的促发因素。吸烟使高血压更加难以控制，因为其中的尼古丁可以让交感神经变得兴奋，让心率加快。它还能促使肾上腺大量释放儿茶酚胺，这种物质能使小动脉收缩，增加外周血管阻力，导致血压升高。戒烟的方法多种多样，在戒烟过程中，掌握一些小窍门，将对戒烟有所帮助。

随身携带自己肤色差、牙齿发黄的照片。看到它，也许会使拿烟的手有所退缩。

把准备买烟的钱储存起来，定期（如一个月、一年）用这些钱奖励一下自己，比如买件衣服。

丢掉所有烟、打火机和其他吸烟用具。在家和办公室创造一个干净清新的无烟环境。

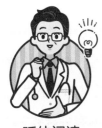

延伸阅读

有助成功戒烟的"4D"技巧

深呼吸（Deep breathe）：一有吸烟的念头就做深呼吸，用鼻子深深地吸气，数到5后，用嘴慢慢将气吐出。

喝水（Drink water）：在戒烟的过程中要多喝水，可促进体内尼古丁排出体外。

做事情（Do something）：让手和嘴忙起来，将注意力集中在其他有趣的事情上。

延迟（Delay）：渴望吸烟的急迫感一般只持续3~5分钟，最多10分钟，度过这段时间就好了。

扫一扫，听音频

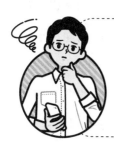

"大夫，这几年电子烟比较流行，为了戒烟可以选择电子烟作为替代品吗？"

无论是传统香烟还是电子烟，从本质上都含有尼古丁，都会对人的心脑血管造成伤害。所以，电子烟不是"健康烟"。

据美国研究人员研究发现，只需吸一口电子烟，心脑血管疾病的风险就会升高。研究人员将实验小鼠分别短时间和长期曝露于电子烟烟雾中，短时间是指持续 5 分钟的单次接触，长期是指每天 4 小时、每周 5 天以上、持续 8 个月。研究中使用的电子烟是卡布奇诺味，每毫升含有 18 毫克尼古丁。研究人员检测了小鼠实验前后的动脉直径，观察它们的血管扩张和收缩能力。结果显示，在接触 5 分钟电子烟烟雾的 1 小时内，小鼠动脉缩窄了 31%。与对照组相比，长期接触电子烟烟雾会导致主动脉粥样硬化。

据英国《每日邮报》报道，研究人员让志愿者在某一天吸 30 分钟含尼古丁的电子烟，在他们刚吸完烟后、2 小时后、4 小时后分别测量其血压、心率和动脉弹性，发现吸含尼古丁的电子烟后，会立即出现暂时性血压上升、心率加快和动脉弹性减弱现象。

126 哪些时刻血压容易波动？该怎样回避？

扫一扫，听音频

一般来说，季节变换、气温骤变时，屏气排便时，血压都容易波动。

人的血压在一天之内并非一成不变，它受周围环境变化及自身心情等改变而变化，更会受劳动或运动需氧增加而升高。高血压患者因为血管长期承受的压力较大，血管壁逐渐发生增厚硬化性改变，以致血管弹性下降、脆性增加，如果由于某些原因导致血压骤然增高，就容易造成脑血管破裂而发生脑出血，这对高血压患者来说是致命的。

季节变换、气温骤变时

人体血管对气温冷热变化非常敏感，气温变冷则血管收缩，生理上这是一种减少体温散发的保护性机制，血管收缩的结果则使血压上升。每当出现寒潮，脑出血的患者就会明显增加。因此，冬春季节，尤其是季节变换时节、气温变化较大时，要注意防寒保暖。

屏气排便时

我们在下蹲排便时，由于体位改变和用力，腹压会加大，外周血管阻力增加，血压也随之上升。特别是在便秘或大便干燥时，屏气用力排便会让全身肌肉收缩，胸腔和腹腔压力增大，致使较多的血液充盈颅内血管。颅内血管压力剧增，就容易导致脑出血。此外，心血管也会出问题。因此，高血压病情严重者最好采用坐便的方式，不要用力排便，并尽量避免便秘。

127 得了高血压，就不能干家务活了吗？

扫一扫，听音频

高血压患者可以干家务活，但要适度。

研究发现，做家务比不做家务有利于控血压，不但如此，还能降低死亡风险。所以，高血压患者千万不要再找借口不干家务了。

高血压患者只要血压控制良好，就应该进行康复运动。做家务是一种轻身体活动，有利于维护健康血压。

128 定期献血可以降血压吗？

扫一扫，听音频

高血压患者血压没有得到控制时不能献血。

高血压患者在献血过程中会出现血压明显下降，但这是一个短时的血压下降现象，并不能作为常规降压措施。

献血是一种人为的失血过程，失血期间血压会下降。但如果献血前处于高血压状态，献血过程中会导致血压大幅波动，易发生意外。因此，高血压患者在血压未得到有效控制前不宜献血。

129 高血压患者每年定期输液，可以保护血管吗？

扫一扫，听音频

没有输液保护血管这一说，通过健康的生活方式和科学口服降压药降压更靠谱。

输液只是在血压特别高需要紧急降压情况（如出现高血压危象）时才使用。输液停止后，药效很快就会消失，根本起不到长期控血压的作用。民间有输液软化血管或是清洗血管的说法。实际上，目前仍没有软化血管的药物，高血压是导致血管硬化的主要原因，降压治疗也只能阻止动脉进一步硬化，并不能使已经硬化的血管软化。保护血管的方法是健康的生活方式和控制"三高"。

130 降压手环、降压鞋，真能降血压吗？

扫一扫，听音频

目前没有任何官方认证或科学研究验证降压手环、降压鞋等能降血压。

如果这些东西都能够降血压，那么降压药早就被淘汰了。也许有些药用鞋垫、脚底按摩鞋垫有一定辅助降压作用，但绝对代替不了药物降压。

131 有人说泡脚有助于降血压，是真的吗？

扫一扫，听音频

单纯泡脚对降血压只能起到辅助作用。

高血压患者可以泡脚，泡脚能够促进下肢血液循环、消除疲劳、改善睡眠，有利于高血压患者血压稳定。

但是高血压患者在泡脚时要格外小心，并不是水越烫越好，泡脚的水温在 40℃左右为宜，每次泡 20 分钟即可。

高血压患者可以使用中药泡脚，在泡脚水中加入有利于调控血压的中药，可以选用菊花、枸杞子、桑叶、丹参等。

中药泡脚对于很多疾病都有预防和改善作用，可以达到养生保健的目的，但绝对不可以当作治疗高血压的唯一方法或主要办法。

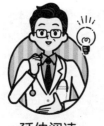

延伸阅读

泡脚有助于提高睡眠质量

降低体温可以帮助身体进入低能耗状态，有助于产生睡意，提醒我们该睡觉了。睡前可以洗个热水澡或用热水泡脚，不仅可以帮助身体较快降温，还可以通过促进血液循环来稳定血压。

132 睡眠不好，为啥会影响血压？

睡眠不好对高血压患者来说是个大问题，因为它会直接影响血压的控制，造成血压不稳定。

晚上睡不好，容易因为失眠引发焦虑，进而造成血压升高。高血压是心身疾病，心理和精神因素对血压影响特别明显。睡眠不好，特别是出现失眠现象，对高血压控制非常不利。原来控制良好的血压在失眠阶段易出现血压明显波动。

夜间血压升高对心、脑、肾等器官的损害非常大。经常失眠的人特别容易出现夜间高血压，药物治疗也经常表现为夜间血压下降不足。因此，高血压患者一定要重视睡眠质量，平时应尽量避免熬夜，尤其是血压不稳定者，以免引发心脑血管意外。

短暂的睡眠不好不用特别焦虑，查找影响睡眠的因素并加以去除，很快就能改善。如果长期失眠导致血压升高，需要积极治疗失眠问题，建议去专科门诊就诊，借助药物及时纠正失眠问题，血压才能得到有效控制。

133 夜晚睡觉总打呼噜，会影响血压吗？

扫一扫，听音频

有些人打鼾，其实是患有睡眠呼吸障碍疾病，医学上称之为"睡眠呼吸暂停低通气综合征"，它与许多疾病相关，比如高血压、脑血管疾病、肺部疾病等。

研究表明，原发性高血压发病风险与睡眠呼吸暂停低通气综合征呈线性相关，睡眠过程中，每小时多发生 1 次呼吸暂停，高血压发病风险将增加 1%。夜间呼吸睡眠暂停易导致继发性高血压。调查显示，每两个夜间呼吸睡眠暂停者中就有一人患高血压。

夜间呼吸睡眠暂停不仅表现为夜间高血压，而且这种类型的高血压特别难控制。夜间呼吸睡眠暂停不加以消除，高血压药物治疗效果就无法保障。

因此，夜间打呼噜的高血压患者建议做两个检查：一是做动态血压监测，明确夜间血压升高情况和血压波动类型，以帮助调整药物治疗方案；二是做夜间呼吸睡眠监测，明确是否存在夜间呼吸睡眠暂停问题及其严重程度，重度者须经专科门诊加以解决。

134 高血压患者的作息需要注意什么？

扫一扫，听音频

高血压患者的生活起居要有规律。

中午小睡	吃过午饭后，可稍微活动一下，小睡 30 分钟至 1 小时
晚餐宜少	晚饭不宜多，要少吃，吃些易消化的食物，睡前适量饮水
娱乐有节	睡觉前不进行各种让人兴奋的娱乐活动。尽量少参加或不参加以输赢为目的的游戏，防止情绪激动。也不宜长时间坐着看电视
睡前泡脚	上床前最好用热水泡泡脚，按摩脚心，舒服又解乏
充足睡眠	保证每天 7~8 小时的睡眠
缓慢起床	早晨醒来后不要急于起床。翻翻身、伸伸懒腰，活动一下四肢和头部，然后再下床

135 高血压患者能洗冷水澡吗？

扫一扫，听音频

不可以。

高血压以及其他心脑血管疾病患者都需要避免寒冷刺激，寒冷刺激会瞬时激活交感神经系统和肾素—血管紧张素系统，会使血浆醛固酮、去甲肾上腺素、肾上腺素和肾素的水平和活性骤然升高，导致小动脉强烈收缩、心率加快、心输出量增加，多重因素导致血压骤然升高，容易诱发心脑血管事件。所以，高血压患者应避免洗冷水澡。

高血压患者还要避免突然处于寒冷环境。高血压是寒带及高原地带的多发病，原因主要是低温环境更易导致血压升高。我国地缘辽阔，尤其是东北、西北地区，冬季室外冰天雪地，室内取暖温度相对较高，室内外温差大，高血压患者突然外出，易引发血压短时大幅升高。此时，建议先开门缝5分钟左右，适应较低温度后再外出，可以减少大温差导致的血压上升。

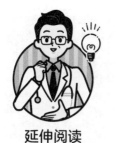

延伸阅读

饭后立即洗澡不健康

进食后，血液多集中在胃部，饭后立即洗澡，既影响消化，又可能导致心脏供血不足，诱发心脑血管意外。

136 高血压患者能经常加班吗？

扫一扫，听音频

不能。如果需要加班，要尽量控制加班时长，加班前先测一下血压。

建议上班族提高效率，减少加班的频次，必须加班完成的工作也尽量缩短加班时间，减少过度占用休息时间，下班后尽可能充分休息；利用工作中间的空闲，进行休息和调整；减少压力，适当降低工作目标；在紧张工作时，通过喝水、听音乐等缓解压力。

要尽量避免经常性加班。人体是有昼夜节律变化的，这个节律包括与血压密切相关的许多内分泌激素的释放节律，是由人体长期日出而作、日落而息的生活规律形成的。一旦这个节律被经常性的加班打乱，很可能出现血压波动节律的改变，主要表现就是夜间血压升高。

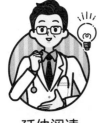

延伸阅读

注重测量周一时的血压

每周一血压上升已经引起全世界心内科医生的重视。分析认为，一方面和高血压患者一时难以适应繁重的工作压力有关，一方面也和假期高脂饮食和吸烟酗酒有关系。因此，有必要改善假期的生活习惯，并注重测量每周一的血压。

137 高血压患者开车时要注意什么？

扫一扫，听音频

不要长时间开车，堵车时注意控制情绪。

不适宜长时间驾驶

人在开车时注意力需要高度集中，尤其是行驶在高速公路上，持续的精神紧张会刺激交感神经，引起血压上升、血管痉挛。驾驶过程中若出现头晕、头痛等不适，要判断是否为血压升高所致，并及时将车停在安全区域，拨打 120 求救或稍作休息后再继续行驶。最好在车内常备硝酸甘油等急救药物。

堵车时，控制情绪

当出现路面拥堵，遇到超车、违规时，千万不要开赌气车。此时可以在车内放些让人放松的音乐，以平复焦躁情绪。

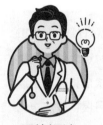

高血压患者出现哪些情况不建议开车

如果患者的血压近期波动较大，或者是合并有冠心病、脑血管疾病、运动系统疾病时，不建议开车，以免因血压突然升高或者是其他系统疾病发作，导致无法控制车辆而造成意外。

延伸阅读

138 高血压患者能出去旅游吗？旅游时有什么注意事项？

扫一扫，听音频

可以旅游，但先要把血压降到正常水平。病情不稳定或是有严重并发症者暂缓出行。

高血压患者把血压降到正常水平再旅游才安全。旅游中温度变化、环境变化、长时间坐车、饮食不规律等都会导致血压变化。

旅游前，需要准备好降压药和便携式血压计。

旅游期间按时吃药，严密监测血压。不建议去高原或是寒带地区，不建议做一些高风险运动，比如过山车、蹦极、潜水等，以免引起血压大幅波动。

旅游期间控制饮食比较难，尽可能做到低盐饮食。同时，注意保证睡眠，不熬夜。

而血压控制不良者，或已经出现某些并发症的高血压患者，比如高血压导致心力衰竭、肾衰、脑卒中、心肌梗死等，需要待病情稳定后，根据医生建议决定是否可以出行。

139 高血压影响恋爱和婚姻吗？

不影响。

恋爱婚姻是人生大事，有许多需要忙碌的事，更有许多快乐和激动的场景要面对，虽然高血压患者不限制恋爱和婚姻，但在恋爱婚姻期间更要重视血压的控制，做到规律服药，不因为忙碌而忘记服药。

夫妻长久生活在一起，一日三餐、作息时间、生活习惯都很雷同，或彼此影响，这或许是导致夫妻双方高血压聚集的主要原因。

所以说，有一种"传染"并不是细菌、病毒的传染，而是不健康生活方式的"传染"。高血压患者更要避免将不良的生活方式、饮食习惯"传染"给对方，而应该养成健康的生活作息和习惯。

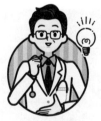

延伸阅读

有高血压基础病的女性如何备孕

对于有高血压基础疾病的女性，在备孕期就要积极控制血压，在高血压能够控制在 130/80mmHg 以内再进行妊娠是最好的。而在妊娠期间，更要注意监测血压，如果出现高血压，要积极干预。

140 高血压患者能不能过性生活？

能，但需要以血压控制良好为前提。

有研究显示，性生活会让血压升高 20~50mmHg，如果本身患有高血压，进行性行为时血压会更高，发生意外的风险会更大。所以高血压患者一定要把血压降到理想水平。

实际上，和谐的性生活是有利于心血管健康的，高血压患者只要管控好血压，就不需要顾虑性生活的健康风险问题。

141 高血压患者在生活中如何做，可以避免过度劳累？

避免长时间阅读、写作和用脑；避免长时间会晤、交谈……总之，不要长时间持续做一件事情，哪怕是看电视。无论做什么活动，高血压患者只要出现疲劳感，都应该中止，立即休息。如果出现头痛、头晕、体力不支或胸闷等不适情况，应向家人或周围人说明情况，切不可勉强支撑。如果有条件，最好做一次血压测量。

142 心理一紧张血压就升高，该如何调节？

坦然面对，放松身心。

长期处于紧张状态容易使身体内部失去平衡，而心理或生理上的不平衡是高血压患者血压升高的重要原因。研究发现，当遇到应激情况如激动、紧张、生气时，易紧张的人血尿中的儿茶酚胺值较情绪稳定者明显增高，儿茶酚胺增高，说明肾上腺素增高，交感神经兴奋。交感神经兴奋时，心跳加快、心肌耗氧量增加、血管收缩，导致血压升高。所以及时进行自我调节和心理疏导，克服长期紧张，保持心理平衡是高血压患者健康的基石。

坦然面对和接受自己的紧张

告诉自己紧张是正常的，不要与这种不安的情绪对抗，而是体验它、接受它。可以选择和内心的紧张"对话"，问自己为什么紧张。正视并接受这种紧张的情绪，坦然面对，更有助于缓解紧张和焦虑。

做放松身心的活动

在日常生活中要注意调整好节奏，做到有张有弛、劳逸结合。在紧张的工作、学习之余，可以从事各种娱乐活动，放松身心，比如游泳、洗热水澡、逛街购物、听音乐等。

143 生活压力太大导致血压升高，该怎么调节？

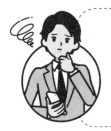

"大夫，我现在生活、工作压力太大了，晚上失眠、多梦，近期体检发现血压很高，我需要怎么调节？"

不良心理因素可导致高血压，保持平和心态，有助于远离高血压。

高血压受生理、心理、社会、环境等多种因素影响，可以说是一种心身疾病。

注意力高度集中的工作、过度紧张的脑力工作，以及生活、工作中的一些突发事件，都容易导致血压升高。长期高血压状态也可引起焦虑、抑郁等情绪问题。

良好的心理素质对于高血压防治都有益处，要保持乐观、积极的心态，正确认识、接受自己及疾病，学会主动调适心理压力，遇事从容淡定，"不以物喜，不以己悲"，避免增加心理负担，保持乐观。相反，如果血压总是控制不佳，疾病本身对机体的损害引起的症状造成患者身体、心理不适，对疾病的恐惧、担心以及治疗费用支出，都可使患者产生焦虑、抑郁情绪。研究发现，焦虑、抑郁症的患病率在原发性高血压患者中明显高于正常人群。因此在生活中学会减压很重要。

144 高血压患者采用心理治疗，还需要吃药吗？

扫一扫，听音频

心理治疗不能作为单独的降压治疗方法，不能替代药物治疗。

　　心理治疗对高血压的控制有着重要意义。一般来说，轻度血压升高的新发高血压患者无须服用降压药，心理治疗配合运动疗法和均衡膳食就可达到降压目的。高血压患者一方面要加强自身修养，提高心理素质；另一方面要注意改善人际关系，养成良好的工作、生活、作息习惯。对于中度以上的高血压患者，除了采用心理治疗外，还需要在医生指导下服用降压药，才能有效控制高血压。

145 音乐疗法对治疗高血压有帮助吗？

扫一扫，听音频

有帮助。

　　高血压患者可以根据自己的爱好和条件，采用音乐疗法，经常欣赏节奏舒缓、高雅悠扬的民族音乐、古典音乐和轻音乐等，以放松紧张的神经，调节坏情绪。心情平静了，血压自然会降下来。

第六章

用药篇

用药考虑
安全、有效、可及

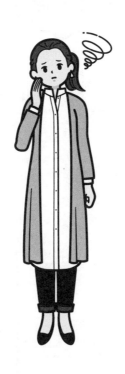

一图读懂本章要点

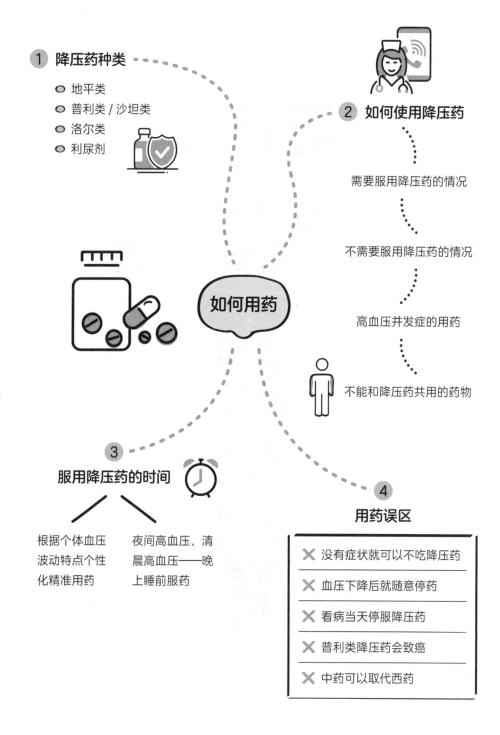

1 降压药种类
- 地平类
- 普利类 / 沙坦类
- 洛尔类
- 利尿剂

2 如何使用降压药

需要服用降压药的情况

不需要服用降压药的情况

高血压并发症的用药

不能和降压药共用的药物

如何用药

3 服用降压药的时间

根据个体血压波动特点个性化精准用药

夜间高血压、清晨高血压——晚上睡前服药

4 用药误区

✗ 没有症状就可以不吃降压药

✗ 血压下降后就随意停药

✗ 看病当天停服降压药

✗ 普利类降压药会致癌

✗ 中药可以取代西药

得了高血压，就需要吃一辈子药吗？

扫一扫，听音频

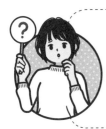

"大夫，我血压高但不难受，有人说降压药吃了就不能停了，长期吃药对身体毒副作用大。有没有方法可以治愈高血压，不用长期吃药？"

对大多数高血压患者来讲，高血压不能治愈，需要终身服药。

在目前医疗科技发展的条件下，高血压的发病原因有的还未明确，多数高血压仍不能从根本上治愈，积极、长期、规律性降压治疗是控制血压、预防并发症最有效的方法。

降压药是通过以下机制达到降压目的的：减少心输出量，扩张血管，降低血容量，使中枢神经兴奋性下降，使抑制收缩血管物质释放。也就是说，降压药的目的是降低升高的血压，并不是消除高血压疾病。如果降压药控制血压后就停药，高血压病还在，停药后血压又回升了。因此对绝大多数高血压患者来说，需要终身服药。

高血压对人体的损害是长期的和隐匿的，尤其是年轻人生命周期更长，患上高血压的危害会更加严重。无论是动脉硬化还是重要脏器损伤，一旦发生往往不可逆转。有的人服药不按时按量，吃吃停停。其实这是非常危险的，会导致人为的血压大幅波动。高血压患者不按时服用降压药的危害远远高于服用降压药的不良反应，高血压治疗的一个非常重要的原则就是平稳降压。

哪些情况下需要服用降压药？

扫一扫，听音频

1. 2 级及 2 级以上高血压

对于 2 级及 2 级以上高血压，必须马上启动降压药治疗。

2. 出现各种不适症状

即使是 1 级高血压，只要引起了明显的头晕、头痛、失眠等不适症状，也建议马上启动降压药治疗。

3. 合并糖尿病

不管是几级高血压，只要合并糖尿病，就应该马上启动降压药治疗。

4. 出现并发症

不管是几级高血压，只要出现心脑肾疾病，比如脑梗死、脑出血、心肌梗死、心力衰竭、冠心病、肾病等，都应该马上启动降压药治疗。

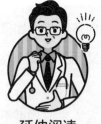

延伸阅读

服用降压药的同时还要改变不良的生活方式

高血压药物治疗的同时，必须改变不良的生活方式。有的人认为吃了降压药，控制血压就有了保障，对改变不良的生活方式并不在意，酒照样喝，烟照样抽，大吃大喝照旧，运动也不坚持了。这样的患者血压不可能得到有效控制，因为在多种高血压危险因素都存在的情况下，仅靠降压药降血压是办不到的。只有改变不良的生活方式，为控制血压创造有利条件，再加上规律服药，血压的控制才会理想。

148 哪些情况下不需要服用降压药？

扫一扫，听音频

血压处于正常高值

血压处于正常高值时，倘若不加以有效干预，血压很可能会继续升高，最终发展为高血压。血压处于正常高值的人应该密切关注血压变化，并积极寻找血压升高的原因，如超重肥胖、高盐饮食、过量饮酒、情绪紧张、劳累、吸烟、植物神经功能紊乱等。如果去除病因后，能够将血压控制在正常水平，就没有必要服用降压药。血压正常高值状态是逆转血压升高的最佳时期，采取有效的生活方式干预有助于避免高血压的发生。推荐开展阳光下健身运动，降压效果特别明显，并结合自身导致血压上升的主要原因，采取相应措施，血压正常高值很可能完全恢复正常。

1～2 级的新发高血压

以前确定没有高血压，是近 2～3 年确诊为高血压，如果高血压为1～2 级，建议首选非药物干预，也就是改善生活方式。要强调的是这种改善是强化的，希望达到药物治疗效果：进行有规律的有氧运动、超重或肥胖者减轻体重、坚持低盐低脂饮食、不饮酒、少喝含糖饮料、远离烟草、睡眠充足、保持乐观的生活态度。坚持 3～6 个月，如果降压效果明显，则持之以恒；如果效果不明显，就需要药物治疗。但是即使进行药物治疗，上述健康生活方式也必须坚持。

新发现的 1 级高血压

过去不测血压，现在发现高血压，但不知道自己高血压有几年了，这种新发现的高血压处于 1 级时，可暂缓药物治疗，采取类似逆转新发高血压的强化生活方式干预，因为其中有部分就是新发高血压，是可以实现非药物逆转高血压的。若经过 3~6 个月干预不见效，则很可能是持续多年的高血压，此时采取健康生活方式的同时，应该启动药物治疗，以便有效控制血压。

总而言之，控血压的办法首先是健康的生活方式，其次是降压药，所以在不用吃降压药的时候，要保持健康的生活方式。

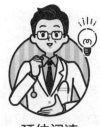

延伸阅读

确诊高血压就一定要用药吗

一旦确诊为原发性高血压，首先需要注重日常监测，记录血压和心率，是否服药遵从医嘱，并进行系统治疗，定期到医院复查。若被诊断为继发性高血压，积极治疗原发疾病。如果血压只是一过性升高，与医生共同寻找引起血压升高的原因，确定原因后，经由医生判断是否用药，日后尽力避免类似情况发生。

149 没有症状的高血压患者，还需要吃降压药吗？

高血压患者不能凭借有无症状决定是否用药。

多数高血压患者其实并没有自觉症状，所以高血压被称为"无声的杀手"，"伤害在不知不觉中形成和蔓延"正是高血压的可怕之处。随着高血压病情的进展，症状可能依旧不会出现，有人在突发脑血管意外时才发现罪魁祸首原来是高血压。高血压病就是指血压升高，与是否出现症状没有必然关系。所以，无症状的高血压患者不能因为没有症状就疏忽大意，是否用药应遵医嘱。

150 单纯低压高，要不要服用降压药？

目前没有单纯降高压或低压的药，所有的降压药同时作用于高压、低压。高压正常而低压升高者，只要是持续性高血压，都必须长期服药治疗。

具体用药可结合自己的实际情况，选择更适合降低低压的药物。如超重或肥胖者低压往往比较高，或是表现为单纯舒张期高血压，这类高血压患者往往存在代谢异常，因此，选用对改善代谢有益的降压药（沙坦类、普利类）更为合适。

151 高血压患者应从何时开始进行药物治疗？

扫一扫，听音频

可根据高血压分级和心血管风险状态决定药物治疗的开始时间。

心血管低风险患者

首先改变生活方式，每日食盐量控制在 5 克以下；体重不超过标准体重 20%；戒烟限酒；控制饱和脂肪酸和胆固醇摄入；无心血管并发症可进行适度有氧运动。严密监测血压，如 6 个月后血压仍 ≥ 140/90mmHg，可在医生指导下进行小剂量药物治疗。

心血管中风险患者

在改变生活方式的同时，严密监测血压，如 3 个月后血压仍不达标，则应在医生指导下开始药物治疗。

心血管高风险患者

在改变生活方式的同时，应立即在医生指导下选用合适的药物进行治疗。

152 降压药种类太多了，哪种药物适合自己？

扫一扫，听音频

降压药的运用，在于精准和个性化。

导致高血压的原因多种多样，高血压引起的靶器官损害也存在明显的个体差异，没有一种或是一类降压药能解决所有高血压患者的问题。同样的降压药，不同高血压患者服用后的降压效果也存在较大差异。因此，降压药的选用应个体化，因人而异。具体用药应根据患者的年龄、有无并发症等进行综合考量。

对较为年轻的正常或肾素高患者，洛尔类和普利类 / 沙坦类效果比较好，而对老年人和肾素低者，利尿剂或地平类可作为首选药。

合并心脏病的高血压患者，应接受洛尔类和普利类 / 沙坦类治疗。左心室肥大者，普利类 / 沙坦类为首选。稳定型心绞痛患者，洛尔类、长效钙通道阻滞剂或普利类 / 沙坦类降压效果优于其他降压药。心力衰竭者，利尿剂、普利类 / 沙坦类和洛尔类降压效果优于其他降压药。降压不达标者，可联合地平类或利尿剂。

血脂异常时，可选普利类 / 沙坦类、地平类，避免首选利尿剂和洛尔类。

伴蛋白尿者，普利类 / 沙坦类优于其他降压药，可联合地平类或小剂量利尿剂。

153 对别人有效的药，对自己也一定有效吗？

扫一扫，听音频

高血压用药必须因人而异。

高血压患者其血压水平状态，伴随的危险因素、相关疾病、遗传背景等因人而异，这些都决定了高血压在治疗上存在明显的个体差异，医学上称之为"个性化"。例如，一位高血压合并支气管哮喘的患者，听朋友说洛尔类降压疗效好，于是自行服用，结果却诱发了哮喘发作。降压药品种众多，还是把选药开处方的工作交给医生吧！

154 网上说长期服用降压药会伤肝、伤肾，是真的吗？

扫一扫，听音频

血压升高才是伤肝肾的元凶，不吃降压药危害才大。

正规的降压药不会直接伤肝、伤肾，药物都有不良反应，但只会出现在少数人身上，做好监测即可，无须夸大药物不良反应。高血压患者不吃降压药，让血压长期处在较高水平，容易导致肾衰、心衰、心肌梗死、脑卒中等问题，不吃药的风险和伤害远远大于吃药。

155 贵药、新药就一定是好药吗？

扫一扫，听音频

选择降压药的原则是：安全、有效、可及（可获得）。

不同价格的药物具有相似疗效

功效相似的药物不止一种，不同方案可以达到同样的效果。一味强调药物价格不科学。进口药贵，可以换成同类国产药。降压治疗的首要原则是安全、有效、可及。当患者的经济实力不足以承担某种药物的价格时，要立即向医生说明。医生会根据患者的病情和经济条件选择既可以有效降压又能长期坚持的治疗方案。

新药不一定是最好的

新药的研发有时是某类老药的更新换代，有时是针对某一临床领域所做的突破，有时只是各医药企业间竞争的产物。只有经过大规模临床研究（循证医学）证实降压效果好、不良反应少的药才是好药。即便如此，医生也需要在长期的临床应用中摸索各种药物的特性，为每位患者量体裁衣，制订个体化用药方案。总体来说，新药虽具有一定的创新性优势，但有的还缺乏临床考证，盲目追求新药不可取。

156 血压正常，就可以停药了吗？

千万不可自行停药，以免造成血压大幅波动，损伤心脑血管健康。

有些患者根据血压波动服药，今天血压高了就吃降压药，明天血压正常了就停药，反反复复，导致血压忽高忽低，这种情况非常危险，极易发生心脑血管意外。

高血压患者接受药物治疗的目的，就是要将血压常年维持在正常水平，这种"正常"也是生活方式的改善和降压药共同作用的结果。由于高血压还在，如果停止服药，血压极有可能恢复到治疗前的水平甚至更高。因此，高血压患者应遵循"按时服药、定期复查"的原则，切勿擅自停药。

有少数高血压患者在药物治疗的基础上，积极改善生活方式，有可能减少药量甚至停药，但其前提仍然是医生诊断后的决定。

157 高血压患者夏天血压正常，还需要服药吗？

扫一扫，听音频

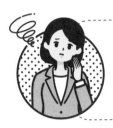

大夫，我长期吃降压药，夏季血压保持在120/70mmHg，能不能停用降压药？

高血压患者夏天血压正常、冬季血压升高，可以采取季节性用药。

有一个现象很多高血压患者可能都遇到过，就是冬天血压高、夏天血压正常。

冬天冷，身体为了抗寒必须通过提高身体代谢水平来满足各脏器的需求，因此体内激素分泌发生变化，促使血管收缩，导致血压升高。而夏天温度高，血管舒张，血压恢复正常。高血压患者用药的目的就是降低升高的血压，有的患者夏天血压完全正常，这部分患者可以咨询医生后决定是否采取季节性用药，以达到更好的控压目的。

158 降压药吃久了，会产生耐药性吗？

扫一扫，听音频

降压药不会产生耐药性。

有的患者服用某一种降压药数年之后，发现血压不受控制地再次升高，便认为自己对降压药产生了"耐药性"。

其实这并非耐药，而是随着年龄的增加，高血压病程自然进展的表现。高血压患者服药的目标有时并不是将血压控制在 140/90mmHg 以下，而是控制在非高血压状态，这二者之间还有一段血压区间，叫"血压正常高值"。血压长期处于正常高值水平对人体动脉及心脑肾等重要脏器也有伤害，这种损伤随着血压逐步上升而加重。如果高压达到或是超过了 140mmHg，就会增加心脑血管疾病的发病率。

这时有人可能要问，为什么不将高血压控制在 120/80mmHg 甚至更低？不是不想将血压控制在更低水平，而是大部分高血压患者由于多年持续的高血压状态，血管已经发生了一定程度的动脉硬化，这时将血压控制在所谓的正常水平，很可能由于脏器供血不足而难以耐受。因此，将血压控制在非高血压状态，减少心脑血管疾病的发生，可以说是一种妥协的结果。高血压患者的降压目标是 140/90mmHg 以下，如果能够耐受，鼓励进一步降低到健康血压（120/80mmHg）水平。

明白此道理，希望各位高血压患者不要将自己多年服用有效的降压药轻易调换或停掉。

扫一扫，听音频

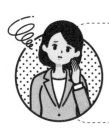

> "大夫，我口服降压药有一个顾虑，总担心说明书上的不良反应会出现。该怎么办？"

不良反应出现的概率极低，有些不良反应是可以耐受的。

处方药说明书中的不良反应是新药上市前按照所在国相关法律规定，通过严格的临床试验程序总结出来的，而服药后出现不良反应有一个概率问题，说明书上标注的不良反应只是可能出现，并不是一定会出现，且多数不良反应出现的概率非常低。对于用药个体，观察服药后的反应即可，不必过于担心。降压药总体非常安全，出现不良反应是小概率事件。如果出现不良反应，找医生换药或是加用抵消不良反应的药即可。

我们首先要对药物不良反应有个正确认知，药物说明书注明不良反应，主要目的是让患者注意观察服药后的情况。因此千万不能因为惧怕不良反应就不用药了，该药对你有没有不良反应，只能在服药后才能明确。如果说明书上标注的某些不良反应，你在用药前就已经存在，或是以往出现过明显的不良反应，建议咨询医生，必须服用时需要更加严密地观察服药后的身体反应。

通常不良反应出现的概率极低，有些不良反应是可以耐受的。比如卡托普利等血管紧张素转化酶抑制剂，最常见的不良反应是干咳。然而，并非每位患者服药后都会出现干咳；如果出现了干咳，改用作用类似的沙坦类即可。需要注意的是，患者第一次服用某种降压药后，要特别观察自己是否出现了某些不良反应，一旦出现不良反应，应及时与医生沟通，查找用药以外的干扰因素，寻找合理的解决办法。

160 服药后血压不降，需要马上换药吗？

扫一扫，听音频

马上换药的做法不可取。

降压药一般从小剂量开始服用。尤其目前提倡使用每日一次的长效降压药，这种药物服药 5~7 天才呈现明显降压效果，有些药物达到最佳降压效果需要的时间更长，比如普利类、沙坦类发挥稳定药效需要 3~4 周，长效钙通道阻滞剂如氨氯地平等需要 4~6 周才能达到稳定的血药浓度，发挥稳定的降压疗效。所以，如果服用上述降压药 1~2 天血压没有达到理想水平，不能判定药物无效。降压治疗，原则上通过 1~2 周控制血压，这也符合平稳降压的治疗理念。

161 血压一降，就马上停药吗？

血压降至正常是治疗目标，不是停药指标。

吃着降压药，血压正常，这说明治疗有效，也提示目前的药物品种和剂量正合适。如果停了降压药，高血压病还在，血压会再次升高。目前最常用的长效降压药维持降压也不过一天一夜，所以需要每天服用以控制血压，不能因为血压降至正常了，就把降压药停掉。

162 几点吃降压药更有助于降血压？

高血压患者的血压波动存在明显的个体差异，有的患者表现为白天血压升高，而有的患者则表现为夜间血压升高。一般来说，服用降压药后 4 ~ 6 小时会有最高的血药浓度和降压效果，为了达到更好的平稳降压效果，最好在全天的血压高峰前数小时服药，提前多少时间决定于服的是短效药还是长效药。

服用降压药应参考个体血压的节律变化规律，如夜间或凌晨血压升高者可于临睡前服药，特别是清晨高血压患者，应该选择睡前服药，目的就是将血压全天 24 小时都维持在安全范围内，尽可能减小血压波动。

163 睡前服药，到底安不安全？

对于药物服用方法（包括服药时间），应与医生确认。

一般来说，人入睡后，人体耗氧减少，心脏需要供血减少，心脏减少做功，因此，血压在夜间睡眠状态比白天有所下降。约半数患者日间血压比夜间血压水平高 10%～20%，呈现生理性杓型血压，此类患者适宜在早晨服用降压药。但是，清晨高血压和反杓型血压（夜间血压高于日间血压）患者必须睡前或是将其中的一味降压药调整到睡前服用，以控制夜间高血压，预防清晨心脑血管不良事件的发生。

不少高血压患者的晨间血压是 24 小时中的峰值。心肌梗死、猝死、蛛网膜下腔出血和脑梗死等疾病也是在清晨发生率最高。为了防止意外发生，建议清晨高血压、夜间高血压患者在睡前服用降压药，这样既能控制夜间血压，又能保护心、脑、肾等重要器官。

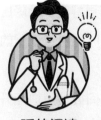

延伸阅读

高血压患者服药"五忌"

1. 忌擅自乱用药物。
2. 忌降压操之过急。
3. 忌不测血压用药。
4. 忌断断续续服药。
5. 忌无症状不服药。

164 看病当天，要不要停服降压药？

扫一扫，听音频

看病当天不要停服降压药。

有些已经规范服用降压药的高血压患者，去医院看病或体检的当天会故意不服降压药，误以为这样可以让医生更了解自己的病情。其实这种想法和做法是完全错误的。

对于确诊后进入服药期的高血压患者，医生所关心的内容已不再是未服药前的血压高低，而是目前服用的降压药的种类和剂量是否能将血压控制住，是否应该调整用药和怎样调整用药。

高血压患者去医院看病的目的，不是让医生看看高血压病治好了没有，而是让医生评估高血压控制住了没有。停药去看病，很可能会误导医生，至少会让医生无法准确判断。所以高血压患者应该在规律服药的基础上看病。包括做健康体检，血压测量是必须要做的，但很多人认为需要空腹抽血，就停服降压药。这样做错误而危险，临时停药可能导致血压大幅上升，引发心脑血管意外。

所以，去医院看病或体检的当天不要停服降压药，早晨服用药物不影响空腹抽血化验。

165 哪些降压药可以作为首选药？

为了方便记忆，临床把目前常用的降压药总结为 A、B、C、D 四个系列。

A——ACEI /ARBs（血管紧张素转化酶抑制剂 / 血管紧张素Ⅱ受体拮抗剂），指普利类 / 沙坦类；B——β 受体阻滞剂，指洛尔类；C——CCB（钙通道阻滞剂），指地平类；D——Diuretics（利尿剂）。

药物类别	适应证	禁忌证	慎用
ACEI/ARBs	·心力衰竭 ·左心室肥大 ·心肌梗死后 ·糖尿病 ·微量蛋白尿	·孕期 ·双侧肾动脉狭窄	·过敏体质者
β 受体阻滞剂	·心绞痛 ·心肌梗死后 ·快速性心律失常 ·孕期	·哮喘 ·慢性阻塞性肺疾病 ·心脏传导阻滞	·血脂异常 ·胰岛素依赖型糖尿病
钙通道阻滞剂	·心绞痛 ·外周血管疾病 ·老年高血压 ·收缩期高血压		
利尿剂	·心力衰竭 ·老年高血压 ·收缩期高血压	·痛风	·糖尿病 ·血脂异常

166 平时应该吃一种降压药，还是同时选用几种？

高血压药物治疗的主要原则是降压的同时保护靶器官，即应该选择降压效果好且安全系数高的降压药。

治疗高血压的药物主要有利尿剂、β 受体阻滞剂、钙通道阻滞剂、血管紧张素转化酶抑制剂（ACEI）/ 血管紧张素 II 受体拮抗剂（ARBs）几大类。降压药长期单独使用并不会产生耐药性，但会出现"药效下降"现象。实际上，随着患高血压年限的延长，高血压病情加重，原来使用的药物控制不住逐渐升高的血压，加大剂量又易引起不良反应而难以继续应用，所以临床实践常采用不同作用机制的药物联合应用，以增强疗效、减少不良反应。联合治疗的原则是降压作用机制不同，不良反应相互抵消，尽可能联合与个体高血压发病机制相关的降压药。如合并超重或肥胖、糖尿病、血脂异常的高血压患者，往往伴有代谢异常，联合普利类 / 沙坦类药物比较有利。

高血压用药的原则是单一药物小剂量开始，必要时逐渐增加剂量或是小剂量联合治疗。少数新发现的高血压就是 2～3 级高血压，特别是心血管疾病风险处于中高危者，启动药物治疗时应采取联合治疗方案。

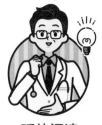

延伸阅读

降压药的选择以长效降压药为主

在药物选择方面，应根据患者的具体情况选择合适的药物和配伍，使用对心血管有保护作用的药物，建议选择 24 小时有效的长效降压药。还应根据患者的具体情况将血压逐步降至达标，一般需要 2～4 周的时间。

167 吃降压药的同时也要吃降脂药吗？

扫一扫，听音频

血脂异常的高血压患者还应该在服用降压药的同时服用降脂药。

高血压患者除了控制血压外，还应该控制血脂。高血压加上其他健康风险，会出现风险累加，产生 1+1>2 的健康风险。因此，血脂异常的高血压患者应该在服用降压药的同时服用降脂药，控制血压的同时控制血脂，可以使心脑血管疾病的风险大大降低。

还需要提醒高血压患者，高血压本身也是代谢性疾病，高血压常常与血脂异常相伴相随。高血压患者要特别注意血脂异常的发生，做到早发现、早干预。

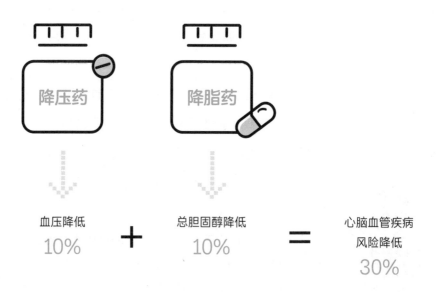

消炎止痛药（布洛芬、吲哚美辛、双氯芬酸等）与血管紧张素转化酶抑制剂（卡托普利、贝那普利等）、利尿剂（吲达帕胺等）合用时会降低降压效果。

服用抗结核药物利福平时，会影响钙通道阻滞剂（地平类）的降压效果。

抑郁症患者服用三环类抗抑郁药多塞平，会抑制利血平、可乐定的降压效果。

抗心律失常药物奎尼丁、美西律等会减慢心率，而 β 受体阻滞剂美托洛尔和非二氢吡啶类钙通道阻滞剂地尔硫䓬等也会对心脏传导有抑制作用，故不宜合用。

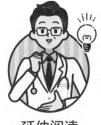

根据血压的变化调整药物剂量

降压药的剂量取决于血压的高低，因此，患者每周至少应该测 1 次血压，每次测血压的时间最好一致。测血压前应静坐 5~10 分钟，否则会影响测量结果，无法准确地调整药物剂量。

延伸阅读

血压快速升高时，如何用药更有效？

扫一扫，听音频

以往，紧急降压一般都是静脉注射硫酸镁或利血平，但这种方法不适合家庭使用，而且效果也不理想。

有许多速效降压药（如硝苯地平、卡托普利、尼群地平等）起效快、作用强、服用方便，只需舌下含服便能起到快速降压效果。例如，舌下含服 10 毫克硝苯地平，在 2 小时内收缩压可下降 40mmHg，舒张压可下降 15mmHg。

因此，如果发现高血压患者的血压突然升高，可选用这些药物应急，待消除引起血压突然升高的原因，血压恢复到原来的水平时，再按原有治疗方案用药。不过舌下含服硝苯地平有诱发心绞痛和心肌梗死的潜在风险，这点需要引起注意。舌下含服速效降压药时，一定要采取平卧位，减少血压快速下降引起的不适和意外。

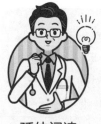

延伸阅读

血压突然升高，应立即看急诊

血压突然升高，若超过 200/120mmHg，或仅收缩压 >200mmHg，或仅舒张压 >120mmHg，均提示情况危重、复杂，在家中无法处理，应立即去医院看急诊。

170 降压药如何减药或停药？

扫一扫，听音频

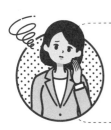

大夫，在服用降压药控制血压的过程中，如果血压正常了，能不能减药或者停药？

是否减药或者停药，不能凭自己主观臆断，要遵医嘱。

高血压患者有以下情况，可以减药或者停药。

第一种情况

在使用多种降压药治疗，血压一直保持正常，而且近一段时间血压持续偏低（<110/70mmHg）。在这种情况下，可以考虑减少用药并观察。减药需要循序渐进，刚开始先减一种药，过一段时间再减一种。减某种药时不一定把这种药全部减掉，可以剂量减半，观察一段时间发现血压仍然偏低，再把这种药全部减掉。根据血压降低的具体程度灵活掌握。

第二种情况

高血压患者本身只用一种药物进行治疗，治疗数月甚至一两年后，如果血压出现持续性偏低（<110/70mmHg），而患者又不伴随其他心脑血管疾病等需要使用降压药的指征，这种情况下可以考虑逐渐减少剂量，减量一段时间血压仍然偏低，则可以停药观察。

第三种情况

高血压患者的血压升高是由于某种临时性因素导致，比如剧烈的情绪波动、过重的工作压力。若诱因消除，降压药也可以逐渐减量，最后停用。

降压药减药或停用的注意事项有以下几点。

一定要在医生的严格指导下进行，切不可擅自主张。

一定要在健康生活方式基础之上进行，而不是一边坚持不健康的生活方式，一边减药。否则会引起血压短期内波动，甚至大幅度波动，从而导致不良后果。

密切关注血压变化，以及身体其他相应靶器官的相关症状。一旦出现血压再次升高或者是相关靶器官有受损迹象，应该立即就医。

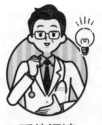

延伸阅读

高血压患者自行停用降压药或减药有什么危害

患者血压下降很可能是药物作用的结果。突然停用降压药或减药量，患者的血压会再次上升，血压波动过大对心、脑、肾等器官均可造成损伤，如果患者本身具有动脉粥样硬化等疾病，还可能导致脑卒中或心肌梗死。

171　高血压患者都需要服用阿司匹林吗？

扫一扫，听音频

阿司匹林要在血压得到控制后再服用，否则可能会增加脑出血的危险。

阿司匹林以前主要用于退烧，现研究表明，阿司匹林通过抗血小板聚集，对预防心脑血管疾病也有益。

患有心脑血管疾病或存在心脑血管疾病高危因素的患者，本身发生心脑血管事件的可能性大，因此服用小剂量阿司匹林有其积极意义。除急性心肌梗死早期需一次性用 300 毫克剂量之外，用于心肌梗死或脑卒中 1 级和 2 级预防的阿司匹林剂量为 75 ~ 150 毫克 / 日，常用 100 毫克 / 日的片剂。剂量小于 75 毫克 / 日，效果不确切；大于 150 毫克 / 日则无必要，因为有可能增加不良反应。但阿司匹林要在血压得到控制后再服用，否则可能会增加脑出血的危险。权衡阿司匹林会引起出血等不良反应，不建议一般高血压患者联合阿司匹林治疗。

阿司匹林作为心肌梗死或脑卒中 1 级和 2 级预防药物，只要患者可良好耐受，未发生严重不良反应，应长期坚持用药。

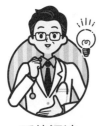

延伸阅读

每天什么时候服用阿司匹林

一天当中任何时间服用阿司匹林都可以。如果应用的是普通阿司匹林片，建议饭后服用，以减轻胃部不良反应；如果应用的是肠溶片，建议在餐前 1 小时或是睡前，即空腹状态下服用。

腹泻时不宜服用	因为腹泻会使电解质丢失，血液浓缩，血液黏度增高，而服用利尿剂后更容易出现低钠血症和低钾血症。血液进一步浓缩，容易形成血栓，诱发脑卒中、心肌梗死等严重后果
某些疾病者禁用或是慎用	服用利尿剂，容易诱发痛风，因此痛风患者禁用利尿剂。利尿剂不利于糖代谢和脂代谢，高血压伴有糖尿病或是血脂异常者要谨慎使用
定期复查	利尿剂会引起一些不良反应，所以长期服用者应定期检查血钾、血糖、血脂和血尿酸
慎用复方制剂	有的复方降压制剂往往联合利尿剂以增强降压效果。传统的珍菊降压片、复方罗布麻片等中都含有利尿剂成分，不要认为是中药就无不良反应而长期服用。同时还应注意复方降压药中的其他成分所引起的不良反应

普利类降压药真的会致癌吗？

扫一扫，听音频

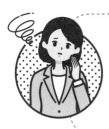

"大夫。之前有医院给我开了普利类降压药，回家上网看到一种说法，说普利类会导致癌症。是真的吗？"

并没有证据证明普利类降压药会致癌。

2018 年 10 月，《英国医学杂志》发表的一篇论文称，服用普利类的患者和服用沙坦类的患者相比较，肺癌风险更高。结果大家误认为普利类会导致肺癌。

这个研究只是比较这两种药物对肺癌可能产生的影响，而没有对比其他降压药，也不涉及正常人群。研究人员也不能排除其他未测量因素的干扰，如社会经济差异、饮食和肺癌家族史，因此这个研究结果有一定的局限性，还需要进一步证实。现在说普利类致癌为时过早。

普利类是通过抑制血管紧张素转化酶、阻断肾素和血管紧张素的生成、抑制激肽酶的降解而发挥降压作用。

普利类比较适合肾素水平较高的患者。由于年轻人的交感神经活性较强，因而普利类 / 沙坦类降压药较常用于年轻或肥胖的高血压患者。大规模临床试验结果显示，此类药物对于高血压患者具有良好的靶器官保护作用。

174 沙坦类降压药会损害肾脏吗？

扫一扫，听音频

沙坦类降压药对于肾脏是一把双刃剑，用好了保护肾脏，用不好会损伤肾脏。

高血压会导致肾病，肾病也会导致高血压，而沙坦类降压药和肾脏就是一对"欢喜冤家"。

沙坦类与肾脏的"爱"

沙坦类是常用降压药，相对不良反应小，可减小高血压对肾脏的高灌注损伤。沙坦类对肾脏具有保护作用，单纯糖尿病或轻度肾功能损伤患者可使用沙坦类改善高血压和糖尿病的肾损伤。

沙坦类与肾脏的"恨"

在双侧肾动脉狭窄导致肾脏供血不足的情况下，沙坦类会引起血钾水平升高、肾功能恶化。

服用沙坦类时，应做好血钾监测，一旦发现血钾水平升高，应立即停药；也要监测肾功能，尤其肾功能异常者如果血肌酐水平升高超过基础值的30%，应减量或停药。

对于肾功能正常、没有肾动脉狭窄的人来说，沙坦类可保护肾脏。当肾脏已经出现问题，需要详细评估后决定是否可以使用沙坦类。

175 长期服用降压 0 号，行不行？

扫一扫，听音频

如果服用后降压效果好，没有不良反应，可以长期服用。

降压 0 号是一味传统的单片复方降压药，包括氢氯噻嗪、氨苯蝶啶、硫酸双肼屈嗪、利血平等四种药，可发挥协同降压作用，并相互抵消不良反应。但由于包含的药物种类较多，也存在某些不良反应，包括导致低钾血症、诱发痛风、糖脂代谢紊乱等。因此长期用药要做好监测，以判断是否出现不良反应。

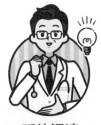

延伸阅读

哪些非处方药容易导致血压升高

慎选感冒药：含盐酸伪麻黄碱的感冒药，如康利诺、酚麻美敏混悬液等，服用后会出现血压升高、心跳加快等不良反应。

慎用萘甲唑啉：高血压患者不可滥用萘甲唑啉，因为萘甲唑啉含有的麻黄碱可导致血压升高。

慎用甘草片：甘草片所含的甘草流浸膏与降压药合用可能会使血压升高。

慎用镇痛药：含有对乙酰氨基酚的镇痛药，如对乙酰氨基酚、对乙酰氨基酚缓释片等，有升高血压的风险。

176 怎样联合用药更适合高血压患者？

高血压患者是否需要联合用药，要严格遵照医嘱进行，患者不得擅自用药。

利尿剂与其他降压药联合应用，可明显增强协同降压效果，相互抵消或是减轻不良反应。如利尿剂与普利类／沙坦类合用，可增强降压作用，减轻由利尿剂引起的低血钾状态。

长效钙通道阻滞剂与普利类／沙坦类合用，可通过不同的作用机制增强协同降压作用。

地平类与洛尔类合用，可减少或是消除地平类引起的反射性心率加快等不良反应。

177 复方制剂降压效果是不是更好？

一般情况下是这样。

新型单片复方制剂一般由不同作用机制的两种药物组成，通常每天口服1次，服用方便，患者依从性较好。

目前新型单片复方制剂主要包括：普利类＋噻嗪类利尿剂；沙坦类＋噻嗪类利尿剂；地平类＋沙坦类；地平类＋普利类；地平类＋洛尔类；噻嗪类利尿剂＋保钾利尿剂等。

178 为什么要尽量选择缓释或控释制剂的降压药？

扫一扫，听音频

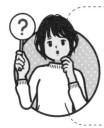

"大夫，我吃完硝苯地平就会脸红、心慌难受，但是改成硝苯地平缓释片，上述症状就消失了，为什么？"

缓释或是控释制剂的主要作用是使药性缓慢释放，达到长效平稳降压效果。

高血压药物治疗的原则之一就是长效，是指一次服用，全天 24 小时有效。许多传统的钙通道阻滞剂降压效果虽强，但往往作用短效，导致用药后血压波动大。近年来通过科学的剂型改造，制成药性缓慢释放的缓释片或是控释片，可有效实现 24 小时平稳降压，对控制血压、防止动脉硬化等也有重要意义。由于改造成了长效制剂，往往一天服用一次，减少了全天的服药次数，也提高了患者的服药依从性。

179 补钙与服用钙通道阻滞剂降压矛盾吗？

扫一扫，听音频

不矛盾。

人体中的钙离子存在于血管平滑肌细胞中，其含量少，生理功能却很重要。若这些细胞内的钙离子增多，就会引起血管平滑肌收缩能力加强，导致血管收缩和血压增高。钙通道阻滞剂能阻断平滑肌细胞膜上的钙离子转运通道，抑制细胞外的钙离子进入细胞内，从而发挥有效降压作用。但它们对血液中钙的含量没有影响，更不会拮抗钙离子的其他生理作用。所以，高血压患者补充钙剂的同时服用钙通道阻滞剂降压并不矛盾。

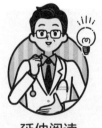

高血压危象及高血压脑病时药物的选用
宜静脉给药以迅速降低血压，可选用硝普钠，也可用利尿剂如呋塞米等，但应注意不可降压过快，以免造成重要器官灌注不足等。

延伸阅读

180 有没有适合调理血压的中药？

中药若使用得当，有助于缓解高血压引起的一些临床症状。

中医把高血压诊断为眩晕，临床上常用的中药有天麻、葛根、当归、丹参、川芎、菊花、荷叶等。在高血压治疗中，通常采取中西医结合的方法以达到稳定血压的目的。中药降压比较温和，主要用于轻度高血压的控制。

中药治疗高血压有多靶点作用机制，可作用于微循环和小静脉，对改善头晕等症状有优势。

181 中药能不能取代西药治疗高血压？

不能。

除少数轻度高血压患者可以尝试单纯应用中药控制高血压外，血压正常高值者也可以考虑应用中药适度调理。若患者为 2 级或 3 级高血压，建议首先服用西药，平稳控制血压后再协同中药治疗，以减轻患者的症状和减少西药剂量。

实际上，中药降压的多靶点作用机制有其明显优势，但目前就中药降压剂量和剂型的选择还没有规范化方案。譬如中药降压作用比较短效，往往需要每天服用 2 ~ 3 次，高血压又需要长期服药治疗，必然带来不便和依从性不高的问题。这些问题亟待中医药和药剂学进一步研发改进，使中药在高血压的防治中发挥更大作用。

182 三七粉究竟能不能降血压？

扫一扫，听音频

不能。

三七粉作为传统中药，可去瘀损、止血衄。生三七粉去瘀生新，并有止血不留瘀、行血不伤新的优点，熟三七粉可以补血。有人说三七粉能降血压，但目前并没有这方面的循证研究结论。

在临床上，患者很难通过三七粉来降血压。高血压患者吃三七粉，要充分考虑三七的祛瘀抗凝作用，应该在血压控制良好后服用三七粉，以免发生脑出血等并发症。

183 高血压肾病患者应该如何用药？

扫一扫，听音频

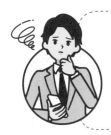

"大夫，我高血压10多年了，最近体检发现尿里有蛋白，肌酐还偏高，他们说这是高血压导致的，我应该怎样用药控制呢？"

高血压患者如果出现肾功能损害的早期表现，如微量蛋白尿或肌酐水平轻度升高，最重要的是积极控制血压，降压是最好的保肾做法，应该将血压尽可能降低一些，在患者能够耐受的情况下，可将血压降至 <130/80mmHg，必要时可联合应用 2~3 种降压药，其中应包括一种血管紧张素转化酶抑制剂（ACEI）或血管紧张素 II 受体拮抗剂（ARBs）。

因为高血压和慢性肾病可以互为因果，加重或是恶化高血压和慢性肾病。严格控制血压是延缓肾脏病变、预防心血管事件发生的关键。普利类／沙坦类有降压、降尿蛋白的作用，因此，对于高血压伴肾病患者，尤其有蛋白尿患者，应作为首选。若降压不达标，可加用长效地平类和利尿剂联合治疗。若肾功能显著受损，如血肌酐水平 >3 毫升／分升，或肾小球滤过率低于 30 毫升／分或有大量蛋白尿，特别是高度怀疑存在肾动脉粥样硬化病变者，要谨慎使用普利类／沙坦类，使用时要严密监测肾功能。建议首选二氢吡啶类钙通道阻滞剂，噻嗪类利尿剂可改为髓袢利尿剂（如呋塞米）。

184 高血压合并心律失常者应该如何用药？

扫一扫，听音频

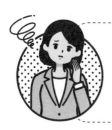

"大夫，我高血压多年了，最近出现心慌、气短，我自己摸脉，跳得不齐，这种情况应该吃什么药？"

除传导阻滞类心律失常外，联合应用具有抗心律失常作用的洛尔类降压药。

一般认为1级高血压患者，心律失常的发生主要是功能性的，与交感神经系统功能亢进，血浆去甲肾上腺素浓度升高后 β 肾上腺素能受体功能增强有关，也与心房钠尿肽中的致心律失常肽分泌释放增加有关。

心律失常是一大类心脏电生理功能异常，高血压患者合并心律失常，首先要明确是什么类型的心律失常，建议做动态心电图监测明确诊断。比较多见的是房性、室性早搏，此时应用或是联合应用具有抗早搏的洛尔类降压药，降压的同时能很好地控制早搏。但洛尔类降压药不能用于各种传导阻滞类心律失常。

当心律失常频繁严重发作时，也可短期选择抗心律失常药控制。目前认为，有效的降压和逆转心脏重构是治疗高血压伴心律失常的基础。因此首要目标就是降压，将血压控制在理想水平。在降压的同时力争逆转心房和心室的不良重构。减少心脏重构的降压药主要推荐普利类 / 沙坦类。

185 高血压合并冠心病者应该如何用药？

扫一扫，听音频

用药时，舒张压不能过度降低。

高血压合并冠心病，冠心病很可能是高血压导致的，因此降压很重要，应该更大强度地控制血压，建议将血压平稳控制在 130/80mmHg 以下。

但是，高血压合并冠心病者的舒张压不宜过度降低，一般情况下舒张压不能低于 70mmHg。因为心脏是一个不停歇收缩的脏器，自身耗氧较多。另外，在心脏收缩泵血时，心肌壁的动脉是被压扁的，难以对心脏自身供血。心脏自身供血主要靠舒张期，也就是舒张压支持下的心脏自身供血。由于心脏动脉粥样硬化病变，血供本来就困难，舒张压过度降低更易导致供血不足，引发心肌缺血或心肌梗死。

另外，如合并心率过快，可选用洛尔类降压药，一方面降低心率、减少氧耗、控制心绞痛，另一方面控制血压；如合并心力衰竭，可以选择普利类 / 沙坦类，有时候加用螺内酯等利尿剂，沙库巴曲缬沙坦特别适宜高血压合并心力衰竭的患者。

稳定型心绞痛患者首选洛尔类降压药，如果血压控制不理想，特别是为了减少心室重构，推荐使用普利类 / 沙坦类。

不稳定性劳力型心绞痛患者仍以洛尔类、地尔硫䓬为首选，联合使用普利类 / 沙坦类，如血压控制不理想，可加用地平类及利尿剂。另外，当血管痉挛因素存在时，应该避免使用大剂量洛尔类，它可能会诱发冠状动脉痉挛，应以地尔硫䓬为主。

186　高血压合并心力衰竭者应该如何用药？

扫一扫，听音频

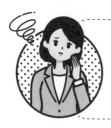

"大夫，我血压高，降不下来，最近还出现一活动就喘憋的毛病，这需要用什么药？"

临床实验结果表明，降压治疗可明显减少伴心力衰竭患者的心血管事件，降低病死率，改善预后。治疗药物首选沙库巴曲缬沙坦。

对于伴临床心力衰竭或左心射血分数（LVEF）降低的高血压患者，临床研究表明，阻断肾素—血管紧张素—醛固酮系统药物，如普利类/沙坦类、醛固酮拮抗剂（螺内酯、依普利酮），以及交感神经系统阻滞药和 β 受体阻滞剂等均对患者的长期临床结局有益。这些药物是此类患者抗高血压治疗方案的主要用药。近年来有一种治疗心力衰竭的药物：沙库巴曲缬沙坦，国内也用于控制高血压，效果良好，应该成为高血压合并心力衰竭治疗的首选药。

高血压伴心力衰竭者通常需合用 2 种或 3 种降压药。在应用利尿剂消除体内过多滞留液体，使患者处于"干重"状态后，洛尔类加普利类/沙坦类可发挥协同的有益作用，称为优化组合。此组合既为抗心力衰竭治疗所必需，又可发挥良好的降压作用。肾素—血管紧张素—醛固酮系统药物和 β 受体阻滞剂均应从极小剂量开始，约为普通降压治疗剂量的 1/8～1/4，且应缓慢增加剂量。

187 高血压合并糖尿病者应该如何用药？

扫一扫，听音频

高血压合并糖尿病的患者，综合干预显得尤为重要，糖尿病治疗的"五驾马车"要执行到位。由于高血压和糖尿病都是心脑血管疾病的重要危险因素，无论是血压还是血糖，都需要得到良好控制。这类患者应该更加积极地进行降压治疗，应在非药物治疗的同时立即开始药物治疗，将血压平稳控制在 130/80mmHg 以下。

首先考虑使用普利类/沙坦类降压药，对肾脏有更好的保护作用，且有改善糖脂代谢的好处。当需要联合用药时，也应该以其中之一为基础，再联合应用地平类、利尿剂、洛尔类。利尿剂和洛尔类宜小剂量使用，合并高尿酸血症的患者，慎用利尿剂；反复低血糖发作的患者，慎用洛尔类，以免掩盖低血糖症状。有前列腺增生且血压控制不佳的患者，可使用 α 受体阻滞剂。一般糖尿病患者的降压目标是 <130/80mmHg。老年糖尿病患者降压目标可适当放宽至 <140/90mmHg。

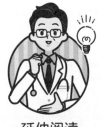

糖尿病治疗的"五驾马车"

糖尿病治疗的"五驾马车"，指的是饮食疗法、运动疗法、药物疗法、血糖监测及糖尿病健康教育。其中直接起治疗作用的是饮食、运动和药物三要素，而血糖监测和健康教育则是保证这三要素正确发挥作用的重要手段。

延伸阅读

188 高血压合并痛风者应该如何用药？

扫一扫，听音频

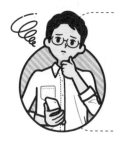

"大夫，我最近痛风犯了，我又有高血压，这次疼得血压更高了，我需要吃什么药降压并同时治疗痛风？"

宜选择普利类／沙坦类，忌用利尿剂降压。

高血压合并痛风越来越常见，但痛风合并高血压则更多见。根据最近美国的一项调查发现，痛风合并高血压者高达 74%。合并痛风的高血压患者应禁用利尿剂进行降压治疗，否则会诱发或加重痛风发作。

高血压患者常伴有高尿酸血症，有些药物对尿酸代谢有影响，在这种情况下，正确选择降压药非常重要。

首先，宜选用普利类，如卡托普利、培哚普利、贝那普利，或沙坦类，如氯沙坦、缬沙坦、厄贝沙坦等。沙坦类在降血压的同时还具有辅助降尿酸作用，并可有效改善肾血流量、减少尿蛋白，从而对肾脏起到保护作用。

第七章

对症调理篇

预防高血压相关疾病，防止意外发生

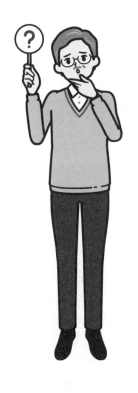

一图读懂本章要点

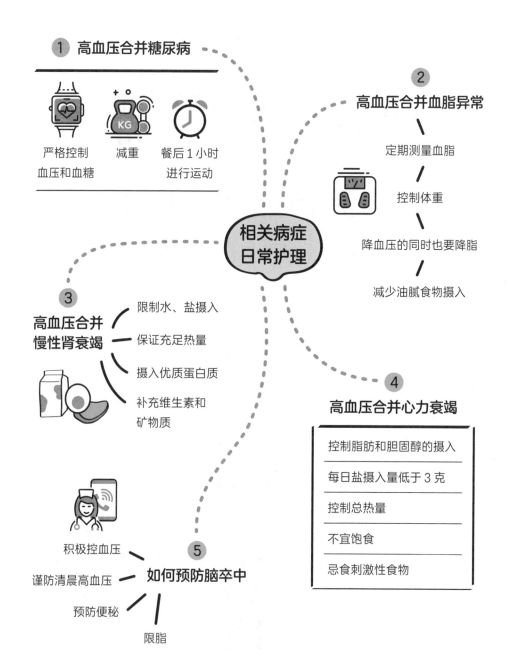

1 高血压合并糖尿病

严格控制血压和血糖　　减重　　餐后 1 小时进行运动

2 高血压合并血脂异常

定期测量血脂

控制体重

降血压的同时也要降脂

减少油腻食物摄入

相关病症日常护理

3 高血压合并慢性肾衰竭

限制水、盐摄入

保证充足热量

摄入优质蛋白质

补充维生素和矿物质

4 高血压合并心力衰竭

控制脂肪和胆固醇的摄入

每日盐摄入量低于 3 克

控制总热量

不宜饱食

忌食刺激性食物

5 如何预防脑卒中

积极控血压

谨防清晨高血压

预防便秘

限脂

189　得了高血压，一定会得并发症吗？

高血压患者若能有效控制血压，就能减少或避免并发症的发生。

　　高血压本身作为一种状态并不可怕，它对人体健康产生的影响主要在于并发症。一般来说，假如一种疾病在发展过程中引起另一种疾病的发生，后者就是前者的并发症。所以，所谓高血压的并发症，往往是说高血压引起的其他病症。

　　血压正常高值或新发高血压，由于病程时间短、症状不太严重，通常不伴有并发症，如果能及时采取生活方式干预，可逆转高血压。即使持续性高血压，如果能采取正确的药物和非药物综合干预有效控制血压，也能减少或避免并发症的发生。如果能做到长期稳定控制血压，可以做到一辈子不出现并发症，而且实现与没有高血压者类似的健康结局。

190　预防高血压并发症要注意什么？

　　最重要的是要将血压尽可能控制在健康血压范畴，包括夜间血压的管理控制；戒除不良生活习惯，如戒烟禁酒、合理膳食、维持健康体重，控制盐摄入量；坚持体育锻炼。

191 | 高血压最容易出现的并发和伴发疾病有哪些？

扫一扫，听音频

高血压常会并发脑卒中、冠心病、肾病，常伴发糖尿病、血脂异常等。

1. 脑卒中

包括脑出血和脑梗死，是常见的高血压并发症。高血压导致脑卒中的根本机制，是高血压引起脑动脉硬化性病变，包括动脉壁增厚和动脉内膜下粥样硬化斑块的形成。控血压能大大减少脑卒中的发生。

2. 冠心病

研究显示，高血压患者患冠心病的概率是非高血压者的 2 倍。我们所说的冠心病，是冠状动脉粥样硬化性心脏病的简称。高血压会损伤动脉内皮，引发动脉粥样硬化，并加速动脉粥样硬化的进程。

3. 肾病

肾脏会因血压升高而受损，长期未得到有效治疗，可引起终末期肾衰竭。

4. 糖尿病

高血压患者患糖尿病的概率较高。糖尿病与高血压并存很常见，二者都属于代谢性疾病，发病的许多危险因素相关联。

5. 血脂异常

高血压与胆固醇升高常相伴相随，它们都有类似的发病危险因素。高血压伴血脂代谢紊乱，会使心血管疾病的危险性和发病率明显增加。动脉血压升高作为启动因子，直接损伤动脉内皮功能，促进胆固醇颗粒在血管内皮沉积，导致动脉粥样硬化斑块的形成和发展。

192 已经发生了并发症，怎么办？

扫一扫，听音频

高血压已经引起并发症，要积极进行高血压规范治疗。

最关键的是根据病情采取非药物和药物治疗，将血压控制在理想水平。高血压引起不同的并发症要去不同的专科进行治疗。例如，发生脑卒中需要到神经内科诊治，发生高血压肾病需要去肾病科诊治，发生高血压眼病要去眼科诊治。高血压引起并发症后，血压控制达标则更显重要，以避免已有并发症进一步加重，同时避免发生新的并发症。不同的并发症，要定期进行相应检测，及早发现病情变化，及时采取有针对性的治疗措施。

193 高血压患者胃口特别好，但体重反而减轻，说明什么？

扫一扫，听音频

应警惕是否患有糖尿病或甲状腺功能亢进。

194 为啥高血压总和糖尿病"携手同行"？

扫一扫，听音频

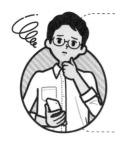

"大夫，我有高血压，最近又出现口渴、爱喝水的问题，去医院测量血糖，发现血糖也高。高血压会引起糖尿病吗？"

不是高血压引起了糖尿病，而是高血压和糖尿病有共同的发病机制。

当高血压和糖尿病并存时，内皮细胞和血管功能受损加剧，动脉硬化和动脉粥样斑块形成更加常见，心血管病死亡风险显著增加。对这类人群来说，改善生活方式和药物治疗同样重要，不仅要注重降压质量，使降压实现更高水平（血压值更低）的达标，更要保护靶器官，对多重危险因素进行综合干预。

《高血压合并 2 型糖尿病患者的血压控制专家指导意见（2013 版）》中指出治疗目的：(1) 减少糖尿病大血管和微血管并发症的发生；(2) 保护易受高血压损伤的靶器官；(3) 减少致死率、致残率，提高患者的生活质量，延长寿命。

高血压合并糖尿病患者，干预要遵循三点：严格控制血压和血糖；超重或肥胖者要减重；餐后 1 小时进行运动。

195 颈部动脉超声提示有斑块形成，与什么有关？

扫一扫，听音频

其病理改变是血液中的脂质沉积于动脉内膜，形成斑块，使管壁增厚、变硬，管腔狭窄，主要累及大、中动脉，并可引起各种相应的疾病，特别是心脑血管疾病。

高血压是引起动脉粥样硬化的主要危险因素之一。其实，高血压和动脉粥样硬化就像一对"孪生姐妹"，而且高血压很可能是发生动脉斑块的始动因子，血管内膜上皮细胞受高血压侧切力损伤，发生表皮细胞的卷曲、脱落，使光滑的血管内膜表皮层出现小裂隙或是小孔，血管内流动的细小胆固醇颗粒（小而密的低密度脂蛋白胆固醇）就有可能沉积在血管内膜，经过一系列生物化学反应形成动脉粥样硬化病变。

高血压还会对形成的斑块产生重大影响，特别是血压短期大幅升高时，足以使斑块表面内膜层发生破裂，使脂质斑块直接曝露在血液中，促发血小板聚集形成血凝块（血栓块），当血凝块足够大，在短时间直接堵塞斑块破裂部位的血管，就会造成血管远端供血组织的缺血缺氧，堵塞在心脏就会导致心肌梗死，堵塞在大脑就会导致脑梗死。即使不发生血管的完全堵塞，新形成的血栓很不稳定，随时脱落，随血流堵塞远端细小动脉，同样可导致相关组织的缺血缺氧而发生组织坏死。

因此，对于高血压合并冠状动脉粥样硬化者要尽早诊断，定期测量血压，评估动脉粥样硬化情况，要比一般高血压患者更加积极地控制血压，血压控制目标值也更严苛，目的就是减少斑块，减少发生斑块破裂导致的并发症。

196 高血压合并血脂异常患者，饮食上要注意什么？

扫一扫，听音频

选择富含多不饱和脂肪酸的食物、减少动物性脂肪的摄入、控制反式脂肪酸的摄入等。

选择富含多不饱和脂肪酸的食物

多不饱和脂肪酸能够降低血液中低密度脂蛋白胆固醇（坏胆固醇）和甘油三酯的水平。烹调用油宜选用植物油，如山茶油、橄榄油富含多不饱和脂肪酸，每日用油量控制在 25 克以下，避免油炸、油煎、高脂的食物。

减少动物性脂肪的摄入

动物性脂肪富含饱和脂肪酸、胆固醇，过量摄入会加剧动脉粥样硬化，所以高血压合并血脂异常患者应减少饱和脂肪酸的摄入，如猪油、肥羊、肥牛、肥鸭等要少吃。而鱼类含有丰富的蛋白质，脂肪含量不高，可以常吃。

控制反式脂肪酸的摄入

反式脂肪酸很难被人体代谢，会加速动脉粥样硬化，增加心脑血管病等的风险。日常饮食中，尽量选择不含反式脂肪酸的食品，当食品配料表中出现"氢化油""起酥油""植物黄油""酥皮油"等字眼时要尤其当心。

植物油在长时间高温加热过程中（如煎、炸时），可产生大量反式脂肪酸，因此烹调时尽量避免反复煎炸。

197 高血压合并慢性肾衰竭，水肿明显，饮食上要注意什么？

扫一扫，听音频

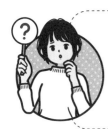

"大夫，我现在患有高血压合并慢性肾衰竭，水肿明显，小便又少，出院以后除了吃药，平时饮食上需要注意什么？"

限制水、盐摄入，保证充足热量，摄入优质蛋白质，补充维生素和矿物质。

限制水、盐摄入	肾衰竭时机体排尿减少，体内水分和盐排泄减少，容易引起水肿，加重高血压，每日食盐量要低于 3 克
保证充足热量	慢性肾衰竭患者每日每千克体重热量需求为 30~50 千卡，如果热量不足，机体会消耗蛋白质来补充，增加含氮物质代谢，加重肾脏负担，不利于肾功能恢复
摄入优质蛋白质	慢性肾衰竭患者为减轻肾脏负担、改善蛋白尿，应限制蛋白质摄入，每日蛋白质的摄入量以每千克体重 0.6~0.8 克为宜。尽可能少食用植物性蛋白，多选择优质动物性蛋白
补充维生素和矿物质	通过新鲜蔬果补充维生素和矿物质。当患者尿少、高钾时，避免富含钾的食物

高血压合并心力衰竭，除了不能喝太多水外，还需要注意什么？

扫一扫，听音频

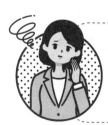

"大夫，我现在既有高血压又有心力衰竭，除了不能喝太多水，饮食上还有其他需要注意的吗？"

高血压合并心力衰竭者的饮食要根据具体情况而定。

控制盐量	每日饮食中盐量以低于 3 克为宜，对于使用较多利尿剂的患者可适当放宽钠盐摄入
控制脂肪和胆固醇的摄入	应尽量避免食用富含动物性脂肪及胆固醇的食物，如动物油、肥肉、动物内脏等。以植物油为宜，但植物油也不可食用过多
不宜饱食	饱食后会增加心脏负担和心肌耗氧量，应坚持少食多餐
控制总热量	心力衰竭患者摄入高热量食物，会增加心脏负担。当病情好转后，可逐渐增加蛋白质及热量的摄入
忌食刺激性食物	心力衰竭患者可能存在胃肠道瘀血、消化功能减退，所以饮食宜清淡，少用生姜、辣椒、胡椒等辛辣调味品，严禁吸烟、饮酒，不喝浓茶、浓咖啡

199 得了高血压，该如何预防脑卒中？

扫一扫，听音频

积极控制血压、限制脂肪和胆固醇的摄入、预防便秘、谨防清晨高血压。

- **积极控血压**：坚持药物治疗，按医嘱长期服药，即使血压降至正常仍要坚持服药，以将血压长期稳定在正常范围内，忌随意停药、换药。
- **限制脂肪和胆固醇的摄入**：高胆固醇、高脂肪食物摄入过多，会加重动脉粥样硬化，易诱发脑卒中。
- **预防便秘**：便秘时用力排便，腹压增加的同时会使血压急速上升，因此高血压患者避免便秘非常重要。
- **谨防清晨高血压**：受生物钟和内分泌的影响，人的血压和心率具有明显的昼夜波动性，清晨是脑卒中的高发时段。因此，特别强调要注意夜间血压管理，通过动态血压监测发现清晨高血压，及时调整用药以控制血压。

脑卒中俗称中风，又称脑血管意外，是由高血压导致的动脉硬化、动脉粥样斑块引起脑动脉破裂出血或脑动脉堵塞导致脑组织坏死的疾病。高血压是脑卒中最重要的危险因素，血压升高，且长时间得不到控制，就会导致脑动脉硬化，使血管壁增厚、变硬、变脆。在血压突然大幅升高等情况下，脑血管破裂发生出血性脑卒中；在高血压对脑动脉内膜损伤的基础上血管内膜下斑块形成，管腔变窄或闭塞，会发生缺血性脑卒中。脑卒中是高血压患者致残、致死的主要原因，严重威胁患者的生命。

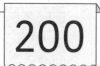 **200** 听说控制血压有利于
预防阿尔茨海默病，
是真的吗？

扫一扫，听音频

是，控血压有助于预防阿尔茨海默病。

　　研究显示，与老年发生高血压相比，中年发生高血压更易发生阿尔茨海默病（即老年痴呆）。中年发生高血压，认知功能障碍风险增加55%，执行功能障碍风险增加22%，阿尔茨海默病风险增加19%。中年高压大于130mmHg，阿尔茨海默病风险增加34%。

　　老年人如果高压较高、低压较低或血压波动大，阿尔茨海默病风险会明显增加。应用降压药超过5年，阿尔茨海默病风险降低43%。可见，降压与预防阿尔茨海默病关系密切。

　　平时要监测血压，尤其过了40岁，如果发现高血压，要尽可能把血压控制在130/80mmHg以下。控血压有助于预防阿尔茨海默病。